医学笔记系列丛书

医学微生物学笔记

第3版

主　编　魏保生

副主编　陈红燕　付建珍

编　写　傲视鼎考试与辅导高分研究组

编委名单　(按姓氏汉语拼音排序)

白秀萍　陈红燕　杜喜平　付建珍

洪　惠　贾竹清　蒋　锋　刘　颖

刘庆华　刘彦才　牛换香　齐　欢

王建国　魏　云　魏保生　魏立强

尤　蔚　周　翠

科学出版社

北　京

内 容 简 介

医学微生物学是一门重要的基础课程,同时也是执业医师的必考课程。本书是"医学笔记系列丛书"之一,为了紧跟国家规划教材的步伐,在第2版的基础上进行了全面修订。全书分为三篇共三十六章,每章内容结构可概括为:①板书笔记;②词汇速记;③测试进阶;同时有锦囊妙"记"、轻松一刻、随想心得等可激发学习兴趣的模块,帮助读者巧妙快速地记忆枯燥知识。本书还配备了增值内容给读者以实惠。

本书融内容记忆、考试训练、英文词汇于一体,既有传统讲义的知识点辅导作用,又有针对应考的指导作用,是各大、中专院校医学生专业知识学习、记忆及应考的必备书,同时也可作为医学院校教师备课和教学的参考书。

图书在版编目(CIP)数据

医学微生物学笔记 / 魏保生主编. —3版. —北京:科学出版社,2014. 3
(医学笔记系列丛书)
ISBN 978-7-03-040079-6

Ⅰ. 医… Ⅱ. 魏… Ⅲ. 医学微生物学-医学院校-教学参考资料 Ⅳ. R37

中国版本图书馆CIP数据核字(2014)第045495号

责任编辑:刘丽英 / 责任校对:张怡军
责任印制:肖　兴 / 封面设计:范璧合

科学出版社　出版
北京东黄城根北街16号
邮政编码:100717
http://www.sciencep.com
骏杰印刷厂　印刷
科学出版社发行　各地新华书店经销
*
2005年8月第　一　版　　开本:787×1092　1/16
2014年3月第　三　版　　印张:14
2014年3月第四次印刷　　字数:377 000

定价: 49.80元
(如有印装质量问题,我社负责调换)

左手毕业,右手考研

——向沉重的学习负担宣战

理解⇔记忆⇔应试(应用)

具体地讲,最初,学习医学的第一步是对医学知识(课本、老师的讲授和参考书等)的理解,其次是将记忆转化成为自己的东西,然后是应试(各种考试)检验并在实践中应用(这便是一个应届毕业生成为一名医生所要走的路)。与此同时,在应用中加深理解,强化记忆,循环往复,使你的医学水平越来越高。

在这个循环过程中,妨碍你学习的情况可能发生在任何一步:没有很好的理解,是很难记忆枯燥的医学知识的;没有基本的对基础知识的记忆,根本谈不上理解;没有目的的死记硬背或者想记住所有的知识,在考试或者临床中必然失败。正如我最初学习的时候,一篇绪论居然看了整整3天!

既然如此,如何才能有效地做好以上各步,是每一个学生首先要考虑的问题,而不是盲目地以为只要下工夫就可以大功告成。结合学习经验和本套笔记系列,我们谈谈如何做好这每一步。

第一,针对理解这一关,要做到系统化和条理化

首先我们看一看教材的厚度(见右表):

书名	页数	字数(万)
生物化学与分子生物学(第8版)	531	96.3
医学免疫学(第6版)	212	41.3
生理学(第8版)	455	82.6
医学微生物学(第8版)	344	66.0
系统解剖学(第8版)	450	82.6
病理生理学(第8版)	292	55.0
妇产科学(第8版)	447	88.1
组织学与胚胎学(第8版)	295	55.0
医学细胞生物学(第5版)	439	79.8
药理学(第8版)	484	88.1
诊断学(第8版)	644	115.6
病理学(第8版)	394	74.3
外科学(第8版)	838	148.6
内科学(第8版)	944	165.1
儿科学(第8版)	473	85.3

《内科学》最厚,944页!你不可能也没有必要把这944页的书全部背下来。本套笔记中的第一栏就是**【板书笔记】**,已经帮助你完成了这项庞大的任务。整套书采用提取要点的形式使得知识点一目了然,层次结构清晰,真正做到了医学知识的系统化和条理化。在阅读本套笔记的过程中,你可以随时提纲挈领,把握医学知识的脉络。在阅读叙述冗长的教材时,我们往往看了后面,忘记前面;而老师的讲述或者多媒体都是一带而过,不是太快就是太笼统,不利于理解。为了克服这些缺点,这套笔记非常注意知识的"讲授性",换言之,就

是不像一般的辅导书只是把教材的大小标题摘抄一遍,我们非常注重知识的细节,因此,本套书可以代替课本。同时,在课堂上你可以省下宝贵的时间去集中精力听讲,达到事半功倍的效果。

第二,针对记忆这一关,要做到趣味化和简单化

在全面把握各章节内容后,剩下的就是如何记忆了。这是学习的中心环节。尤其针对医学学科知识点分散、没有普遍规律和内容繁多等特点,养成良好的记忆习惯和形成良好的记忆方法就显得格外重要。

【锦囊妙"记"】通过趣味歌诀、无厘头打油诗和顺口溜,巧妙和快速记忆枯燥知识。这样使枯燥的知识的编排变得有节律、有韵味,激发你的学习兴趣。下面是一些例子:

【锦囊妙"记"】面

解剖学有三断面,矢状纵切分左右,冠状分开前后面,横断上下水平面。

【锦囊妙"记"】骨的数目

头颅躯干和四肢,二百零六人人有。脑面颅骨二十三,五十一块躯干留。

四肢一百二十六,耳里六块小骨头。

【锦囊妙"记"】肝炎病毒

甲乙丙丁戊五型,一般消毒不可行。丁无衣壳仅有核,与乙同在才发病。

【锦囊妙"记"】蛋白质分子结构

一级氨酸葡萄串,二级折叠与螺旋,三级空间整条链,四级亚基抱成团。

同时,**【轻松一刻】**精选中外幽默笑话,激活麻痹和沉闷的神经,2000 多个笑话、幽默和讽刺可以使你暂时忘记学习的烦恼和沉闷,然后,你可以精神百倍地投入到学习当中。以下是两个例子,可以先领略一下笑的滋味:

【橘子、香蕉和葡萄】

一位外国旅游者参观果园,他边走边吹牛说:"在我国,橘子看上去就像足球,香蕉树就像铁塔……"

正当他一边吹牛,一边装腔作势仰头后退时,突然绊倒在一堆西瓜上。这时,果园的一位果农大声说道:"当心我们的葡萄!"

【神奇的机器】

美国人说:"我们美国人发明了一种机器,只要把一头猪推进机器的这一边,然后转动机器手柄,腊肠就从另一边源源而出。"

法国人说:"这种机器在法国早已改进。如果腊肠不合口味,只要倒转机器手柄,猪又会从原先那边退出来。"

第三,针对应试(应用)这一关,要做到精练化和目的化

学习的最终目的就是为了应用(包括考试),记得我在学习英语的时候,背了那么多的单词和阅读了那么多的英文原版小说,可是,我连三级都考不过,原来自己的知识都是零散和泛泛的,就像一个练习了多年基本功的习武者,没有人指点,连对手一个简单的招式都不能破解。现在,对于一个应届生来说,一方面是应付期中和期末的考试,以便能够毕业;另一方面,还要准备毕业后考研,尽管不是你愿意的,但是你必须这么做。

【测试进阶】众采著名医学院校和西医综合统考考研真题,高效指导考研方向,名词解释部分全部用英语的形式给出,以适应考试对英语的日趋重视。

第四,提高综合素质,在不断总结中进步和成长

【词汇速记】采取各种记忆词汇的诀窍,掌握医学专业词汇。

【随想心得】留给你的私人空间,边学边想,真正地把书本知识变成自己的知识。

总而言之,本套笔记可以用下面的顺口溜概括:

【板书笔记=你的万能听诊器】 如影随形配规划,听课时候手不忙

【词汇速记=你的招牌手术刀】 医学词汇全拿下,走遍世界处处狂

【测试进阶=你的诊断叩诊锤】 毕业考研都通过,金榜题名在考场

【锦囊妙“记”=你的速效救心丸】 歌诀打油顺口溜,趣味轻松战遗忘

【轻松一刻=你的笑气氧化亚氮】 都说学医太枯燥,谁知也能笑得欢

【随想心得=你的必需维生素】 边学边想效率高,迟早都能用得上

从枯燥中寻找趣味,在琐碎中提炼精华,于考试中练就高分,从零散中挖掘规律,在成长中迈向成功,于寂寞中造就出众,“医学笔记系列丛书”在成为名医的道路上助你一臂之力!

魏保生

2014年1月

目　录

第一篇　细　菌　学

第二篇　病　毒　学

第三篇　真　菌　学

绪　论

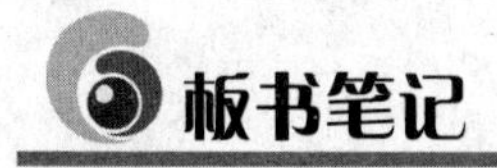

第一节　微生物与病原微生物

一、微生物的种类与分布

1. 微生物(microorganism)定义　存在于自然界的一大群体形微小、结构简单、肉眼直接看不见，必须借助光学显微镜或电子显微镜才能观察到的微小生物(绪表1)。

绪表1　微生物的分类

非细胞型微生物	无典型细胞结构，无产生能量的酶系统，只能在活细胞内生长增殖。核酸类型为 DNA 或 RNA	病毒属之
原核细胞型微生物	核呈环状裸 DNA 团块结构，无核膜、核仁。细胞器很不完善，只有核糖体。DNA 和 RNA 同时存在。分为古生菌(archaea)和细菌(bacterium)两大类。细菌的种类繁多	包括细菌、支原体、衣原体、立克次体、螺旋体和放线菌等
真核细胞型微生物	细胞核分化程度高，有核膜和核仁。细胞器完整	真菌属此类

2. 微生物的分布　微生物在自然界的分布极为广泛。

3. 微生物特点　体积微小、结构简单、种类多、繁殖快、易变异、分布广等(绪表2)。

[记忆提示]就是个小，但本领高强。分布广泛：海、陆、空、动物腔道，以核酸为模板进行增殖的微生物是病毒。

绪表2　病原微生物的种类与主要特性

种类		大小(μm)	形态与结构特点	生活特性	所致疾病
原核细胞型	细菌*	0.5～1.0	单细胞，球状、杆状或弧状，有细胞壁，细胞核分散存在	可人工培养	脑膜炎、肠炎、伤寒、炎症化脓、创伤感染及结核病等
	立克次体	0.5	介于细菌与病毒之间，结构近似细菌，呈球杆状，有细胞壁与细胞膜	活细胞中生长繁殖	斑疹伤寒、恙虫热及Q热等
	衣原体	0.3～0.5	介于细菌与病毒之间，球状，有类似细胞壁的结构	活细胞中生长繁殖	沙眼及鹦鹉热等
	支原体	0.2～3.0	形态近似细菌，但没有胞壁，故呈高度多形性，可呈球状、丝状等不规则形状	可人工培养	非典型性肺炎等
	螺旋体	5.0～20.0	介于细菌与原虫之间，单细胞，细长螺旋状，有细胞壁、细胞膜及轴丝	少数能人工培养	钩端螺旋体病、回归热及梅毒等
	放线菌	0.5～1.0	单细胞，分枝菌丝状，无典型的细胞核结构	可人工培养	面、颈、胸及膜部或内脏的放线菌病

续表

种类		大小(μm)	形态与结构特点	生活特性	所致疾病
真核细胞型	真菌	5.0~30.0	单细胞或多细胞,有细胞壁及细胞核,有菌丝与孢子	可人工培养	各种癣病及内脏真菌病
非细胞型	病毒	0.02~0.3	呈球状、砖状、弹状、丝状或蝌蚪状	活细胞中生长增殖	流感、麻疹、脑炎、肝炎、非典型性肺炎、SARS 等

* 指除其他原核细胞型微生物之外的传统意义上的细菌。

二、微生物与人类的关系

(1) 绝大多数微生物对人和动、植物是有益的,而且有些是必需的。

(2) 正常情况下,寄生在人类和动物中微生物是无害的。

(3) 少数微生物具有致病性,能引起人和动、植物的病害,这些微生物称为病原微生物。

(4) 有些微生物,正常情况下不致病,只在特定情况下导致疾病,这类微生物称为机会致病性微生物。

第二节　微生物学和医学微生物学

1. 微生物学(microbiology)　生命科学的一个重要分支,研究微生物的种类、分布、形态、结构、代谢、生长繁殖、遗传、进化及与人、动物、植物等相互关系的一门科学。

2. 医学微生物学(medicalmicrobiology)　研究与医学有关的病原微生物的生物学特性、致病性和免疫机制以及特异性诊断与防治措施,以控制和消灭感染性疾病和与之有关的免疫损伤等疾病,达到保障和提高人类健康水平的目的。

第三节　医学微生物学发展简史

一、微生物学经验时期(~1650)

(1) 古代人类虽未观察到具体的微生物,但早已将微生物知识用于工农业生产和疾病防治之中。

(2) 我国夏禹时代就有作酒的记载。春秋战国时期就知道利用微生物分解有机物质的作用进行沤粪积肥。北魏时有制醋、制酱的记载。

(3) 北宋末年(11 世纪)就知道"肺痨由虫引起"。意大利 Fracastoro(1483~1553)提出传染病的传播有直接、间接和通过空气等途径。奥地利 Plenciz(1705~1786)主张传染病的病因是活物,每种传染病由独特的活物引起。

(4) 将水煮沸后饮用;病人的衣服蒸过再穿就不会感染到疾病(《本草纲目》)。

(5) 已康复者护理天花病人,自己不会再得天花("免疫"的最早概念)——预防天花的人痘接种法。

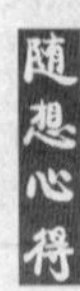

(6) 明朝隆庆年间(16 世纪中期)人痘已经广泛使用,并传至俄国、日本、朝鲜、土耳其、英国等国家。

二、实验微生物学时期(1650~1950)

1. 微生物的发现及微生物学的奠基

● 显微镜的发明和微生物的发现(1676):荷兰人列文虎克。

● 法国科学家巴斯德:有机物质的发酵和腐败是由微生物引起,酒类变质是污染了杂菌——微生物生理学;创用加温处理法——巴氏消毒法。

● 英国医生李斯特:石炭酸喷洒手术室和煮沸手术器具以防止术后感染——为防腐、消毒以及无菌操作奠定基础。

● 德国科学家郭霍:创用琼脂固体培养基,使细菌分离及纯培养成为可能——利于对各种细菌特性的研究。创用染色方法和实验动物感染——为发现传染病的病原菌提供了手段——郭霍法则。

● 郭霍法则(1884):①特殊的病原菌应在同一种疾病中查见,在健康人中不存在;②该特殊病原菌能被分离培养得到纯种;③该纯培养物接种至易感动物,能产生同样病症;④自人工感染的实验动物体内能重新分离得到该病原菌纯培养。

● 俄国植物生理学家伊凡诺夫斯基:发现烟草花叶病的病原体是比细菌还小的、能通过细菌过滤器的、光学显微镜不能窥测的生物——滤过性病毒(烟草花叶病病毒)。

2. 免疫学的兴起

● 英国琴纳:牛痘预防天花。

● 法国巴斯德:鸡霍乱、炭疽和狂犬病疫苗。

● 德国贝林格:白喉抗毒素治疗病人。

● 德国艾利希:体液免疫。

● 俄国梅契尼科夫:细胞免疫。

● 澳大利亚伯奈特:抗体生成的克隆选择学说。

3. 化学治疗剂和抗生素的发明

● 艾利希(1910):砷凡纳明、新砷凡纳明。

● Domagk(1935):百浪多息的抗菌作用。

● 弗莱明(1929)、Florey(1940):青霉素。

● 瓦克斯曼(1949):链霉素。

● 随后,氯霉素、金霉素、土霉素、红霉素等相继被发现,使许多由细菌引起的感染和传染病得到控制和治愈,为人类健康作出了巨大贡献。

三、近代微生物学时期(1950~)

1. 不断发现新的病原微生物

● 自 1973 年以来,新发现的病原微生物已有 30 多种。

● 例如:军团菌,幽门螺杆菌,霍乱弧菌 O139 血清群,空肠弯曲菌,大肠埃希菌 O157:H7 血清

轻松一刻

【终日吃饭】

张儿道:“我们邻居家一天到晚都在吃饭的。”李儿道:“没有这种事的!”张儿道:“我早晨上学时,中午吃饭时,傍晚放学时,三次走过他们门口,总见他们在里面吃饭的。”

型，肺炎衣原体，伯氏疏螺旋体，人类疱疹病毒6、7、8型，人类免疫缺陷病毒，丙、丁、戊、己、庚型肝炎病毒，汉坦病毒，轮状病毒，西尼罗病毒，尼帕病毒，SARS 冠状病毒，甲型 H1N1 流感病毒等。

● 亚病毒（1967）；朊粒（1982）。

2. 微生物基因组研究取得重要进展

● 1990年，人巨细胞病毒全基因组测序完成。

● 1995年，流感嗜血杆菌全基因组 DNA 测序完成。

● 目前已有150多种细菌完成测序。

● 已发现的病毒基本上都完成了基因测序，病原微生物基因组序列测定的重大意义。

● 更好地了解致病机制及其与宿主的相互关系，发现更敏感、特异的致病分子标记供诊断、分型，为临床筛选有效药物和疫苗开发提供基础。

3. 微生物学研究和诊断技术不断进步

● 传统的细菌鉴定和分类以细菌表型为主，现在侧重于采用分子生物学方法来分析细菌遗传学特征，包括 DNA 的 G+C mol% 测定、DNA 杂交、16S rRNA 序列分析、氨基酸序列分析、质粒指纹图分析、PCR、限制性片段长度多态性分析等。

● 临床微生物学检验中，传统的细菌生化反应鉴别方法已逐步被自动化检测仪器或试剂盒所取代；免疫荧光技术、酶联免疫技术、PCR 技术等免疫学和分子生物学技术已被广泛应用。

4. 疫苗研制不断取得新突破

● 随着人们对病原微生物基因和蛋白的结构与功能的认识不断深入，以及微生物学、免疫学、分子生物学等理论和实验技术的不断发展，新型疫苗的研制开发工作进展很快。一些新的或改进的病原微生物疫苗研制成功；疫苗的类型从最初的灭活疫苗，经历了减毒活疫苗、亚单位疫苗、基因工程疫苗以及核酸疫苗（DNA 疫苗）等发展阶段；多联疫苗、黏膜疫苗、缓释疫苗等新型疫苗以及新的疫苗佐剂不断被开发出来。

四、启示、问题及展望

1. 回顾发展历史，可以得到的启示

● 人类在认识自然和与自然共处中遇到的问题是学科发展的源泉和动力。

● 在解决实际问题过程中会引发一些涉及基础理论的问题，通过研究创立新的基础理论是学科飞跃发展的基石。

● 技术方法的改革与创新是推动学科发展的一个重要方面，科学和技术的密切相关性决定了两者均不可偏废。

● 科技工作者的献身精神、敏锐观察力、持之以恒的工作态度以及主动加强与相关学科的联系与合作是取得成功的关键。

2. 要有清醒认识

● 由病原微生物引起的感染疾病特别是多种传染病仍是对人类健康与生命威胁最大、最重要的一类疾病。

● 传染病的发病率和病死率在所有疾病中仍居首位。

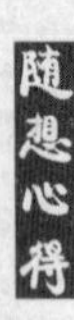

- 新现和再现的传染病不断发生。
- 迄今仍有一些感染性疾病的病原体未发现或未明确。
- 某些病原微生物的致病和免疫机制还未阐明。
- 细菌耐药的问题日益严重。
- 某些微生物快速变异给疫苗设计和治疗造成很大障碍。

3. 展望(需继续进一步加强的研究领域)

- 新现和再现病原微生物的研究。
- 病原微生物致病机制的研究。
- 建立规范化的微生物学诊断方法和技术。
- 抗感染免疫的基础理论及其应用的研究。
- 抗感染药物的研制与开发。

词汇速记

acid[ˈæsid]*n.*　酸;与 base(碱)相对

adenovirus[ˈædinəuˈvaiərəs]*n.*　腺病毒;aden(o)腺体(例,adenocarcinoma 腺癌)+virus 病毒

aerobe[ˈɛərəub]*n.*　需氧菌;aer(o)空气〔例,aeroplane 飞机〕+be=bacteria 菌

albicans　白色的;alb 白〔例,albino 白化病人〕+icans 后缀

测试进阶

(一) 名词解释

microorganism

(二) 填空题

(1) 真核细胞线粒体内膜具有________作用,是细胞的主要________来源。

(2) 医学微生物学主要是阐述微生物的形态、结构、________、遗传、________、实验室诊断及预防原则。

(三) 选择题

【A 型题】

(1) 不属于原核细胞型微生物的是

A. 放线菌　B. 细菌
C. 病毒　D. 支原体
E. 衣原体

(2) 下列哪项不是所有微生物的共同特征

A. 分布广泛　B. 个体微小
C. 种类繁多　D. 可无致病性
E. 只能在活细胞内生长繁殖

(四) 问答题

简述真核细胞型微生物与原核细胞型微生物的不同。

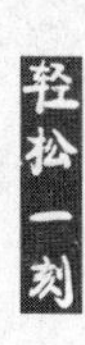

【腹中之伤】

某小孩跌伤了,他的母亲用布蘸了些酒,替他揉擦。他的小朋友看见了,问他道:"你父亲的肚里一定伤得很重吧?"某小孩问他:"你怎么知道的?"小朋友道:"他不是天天喝许多酒吗?"

第一篇 细 菌 学

第一章 细菌的形态与结构

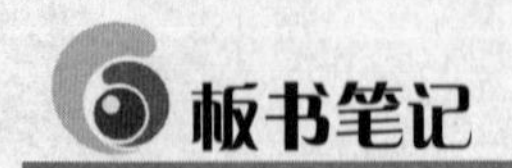

第一节 细菌的大小与形态

细菌的定义与分类见表1-1-1。

表1-1-1 细菌的定义与分类

细菌(bacterium)	是属原核生物界的一种单细胞微生物
广义细菌	包括细菌、放线菌、支原体、衣原体、立克次体、螺旋体
狭义细菌	专指其中数量最大、种类最多、具有典型代表性的细菌

1. 测量单位 微米(μm)。

2. 基本形态三种 球菌(双球菌、链球菌、葡萄球菌);杆菌;螺形菌(弧菌、螺菌)。

第二节 细菌的结构

一、细菌的基本结构

(一) 细胞壁(cell wall)(表1-1-2)

1. 基本结构 细胞壁、细胞膜、细胞质、核质。

2. 特殊结构 荚膜、鞭毛、菌毛、芽胞。

3. 细胞壁 包绕在细胞膜外的一层坚韧结构,成分因不同细菌而异。

4. 肽聚糖(peptidoglycan)

- 聚糖支架:*N*-乙酰胞壁酸、*N*-乙酰葡糖胺组成。

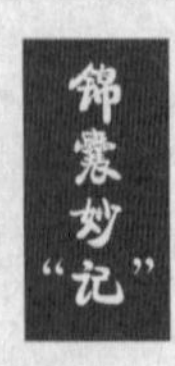

【革兰染色阳性、阴性的微生物种类】

球菌阳性外奈瑟氏,螺杆阴性外胞棒枝。
革阳还有放线真菌,革阴包含其余四体。

- 四肽侧链：与聚糖支架上的胞壁酸分子连接。
- 五肽交联桥：连接两个相邻的四肽侧链。
- G^-：肽聚糖 1～2 层，无五肽交联桥。
- G^+：肽聚糖含量丰富，层厚，15～50 层，四肽侧链与五肽交联桥相连，形成三维立体结构。

5. G^+菌特有成分　磷壁酸，占菌体干重 50%，包括壁磷壁酸和膜磷壁酸。

6. G^-菌特有成分（外膜）

（1）脂多糖（LPS）是 G^-菌的内毒素。组成：脂质 A（毒性部分）+核心多糖+特异多糖（菌体 O 抗原）。

（2）脂质双层：类似于细胞膜结构，双层内镶嵌着多种蛋白质称为外膜蛋白。

（3）脂蛋白：位于肽聚糖和脂质双层之间，稳定外膜。

表 1-1-2　革兰阳性菌与阴性菌细胞壁结构比较

细胞壁	革兰阳性菌	革兰阴性菌
强度	较坚韧	较疏松
厚度	厚，20～80nm	薄，10～15nm
肽聚糖层数	多，可达 50 层	少，1～2 层
肽聚糖含量	多，占细胞壁干重 50%～80%	少，占细胞壁干重 5%～20%
糖类含量	多，约 45%	少，15%～20%
脂类含量	少，1%～4%	多，11%～22%
磷壁酸	+	–
外膜	–	+

7. 主要功能及相关医学意义

- 保护细菌和维持菌体形态。
- 物质交换。
- 与致病性有关。
- 与耐药性有关。
- 与静电性有关。

8. 细菌细胞壁缺陷型（L 型）

- 细菌细胞壁的肽聚糖结构受到破坏或合成被抑制，但在高渗环境下仍可存活者。
- 失去肽聚糖或脂多糖。
- 受到理化或生物因素作用产生。
- 高度多形性。

（二）细胞膜

1. 组成　脂质双层，蛋白质（无胆固醇）。

2. 功能

- 物质转运。
- 呼吸作用。
- 合成作用。
- 参与细菌分裂。

3. 中介体（mesosome）

- 细胞膜内陷、折叠形成的囊状膜性结构，多见于 G^+菌。

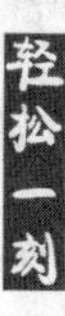

【造句】

老师布置家庭作业，让同学们用“格外”一词造句。小三不会就问爸爸。爸爸想了一下说：“这么写吧：‘在方格纸上写，不会把字写到格外去。’”

- 功能:与分裂有关;类似真核细胞线粒体。

(三) 细胞质(cytoplasm)

1. 核糖体

- 核糖体:由50S和30S两个亚基组成。
- 红霉素杀菌机制:与50S亚基结合,干扰细菌蛋白质的合成。
- 溶菌酶:切断聚糖支架的β-1,4糖苷键,抑制细菌细胞壁的合成。
- 青霉素:切断四肽侧链与五肽交联桥之间的连接,抑制细菌细胞壁的合成。
- 链霉素:与细菌核糖体的小亚基结合,阻断细菌蛋白质的合成。

2. 质粒(plasmid)

- 染色体外的遗传物质,由闭合的环状双链DNA组成。
- 控制细菌某些特定的遗传性状,非细菌生命活动所必需。
- F质粒:制造性菌毛。
- R质粒:决定细菌耐药性的形成。
- Vi质粒:参与细菌毒力。
- Col质粒:决定大肠杆菌能否产生大肠菌素。

3. 胞质颗粒(inclusion)

- 胞质颗粒:由细菌储存的营养物质(多糖、脂类、磷酸盐等)堆积而成。
- 异染颗粒(metachromatic granules):胞质颗粒的一种,嗜碱性强,亚甲蓝染色时呈蓝紫色,常见于白喉棒状杆菌,有助于鉴定。

(四) 核质(拟核)

- 是细菌的遗传物质,亦称细菌染色体。
- 大多数细菌为单一的闭合环状双链DNA分子,少有细菌为线性或有多个DNA分子。
- 控制细菌各种遗传性状。

二、细菌的特殊结构(表1-1-3)

1. 荚膜(capsule)

(1) 荚膜:包绕在细胞壁外的一层黏液性物质。

(2) 功能

- 抵抗吞噬细胞的吞噬和消化。
- 抵抗体液因子的杀菌作用。
- 必要时提供细菌代谢时所需的水分。

(3) 化学组成:多糖、少数为多肽(如炭疽杆菌)。

2. 鞭毛(flagellum)

- 鞭毛:附着在菌体上的细长呈波状弯曲的丝状物。

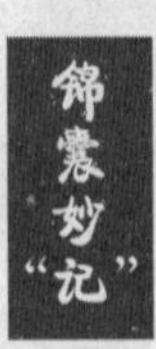

【细菌基本结构及作用】

C壁固形护本身,C膜呼吸换物质.
C浆质粒控耐药,异染颗粒辨菌体.
核蛋白体(核糖体)产蛋白,核质遗传与变异.

- 功能：与细菌的运动有关。
- 化学组成：主要成分是蛋白质。
- 类型：单毛菌、丛毛菌、周毛菌。

3. 菌毛(fimbria/pilus)

- 菌毛：菌体表面纤细的蛋白质丝状物，包括普通菌毛和性菌毛。
- 普通菌毛(单数 fimbria，复数 fimbriae)：遍布菌体全身，具有黏附细胞的能力。
- 性菌毛(单数 pilus，复数 pili)：1～4 根，细菌通过性菌毛相互间传递遗传物质。

4. 芽胞(spore)

- 定义：某些细菌在一定环境中，在体内形成的圆形或卵圆形小体，即芽胞，其功能是增强细菌抵御外界不良环境，能保存细菌全部生命所必需的物质。
- 芽胞的特性及医学意义：灭菌时，以杀死芽胞作为灭菌的指标。

表 1-1-3　细菌特殊结构的功能及其医学意义

结构	功能	医学意义
鞭毛	运动	1. 用于细菌的分类和鉴定 2. 某些细菌的鞭毛与致病有关
荚膜	具有抗吞噬、黏附、抵抗杀菌物质的杀菌作用	1. 与细菌的致病性有关 2. 用于细菌的鉴别和分型
菌毛		
普通菌毛	黏附	与细菌的致病性有关
性菌毛	传递遗传物质	与细菌的遗传变异有关，传递耐药性
芽胞	保护细菌度过不良外界环境	1. 用于细菌的鉴别 2. 作为灭菌的指标 3. 参与致病

第三节　细菌形态检查法

1. 显微镜放大法

- 普通光学显微镜(light microscope)。
- 电子显微镜(electron microscope)。
- 暗视野显微镜(darkfield microscope)。
- 相差显微镜(phase contrast microscope)。
- 荧光显微镜(fluorescence microscope)。
- 共聚焦显微镜(confocal microscope)。

2. 染色法(staining)

(1) 革兰染色法(Gram stain)

轻松一刻

【不配上学】

客："小弟弟！你上学校了么?"

孩："上学校去做什么？我字也不识，又不会写。"

- 革兰染色法步骤:涂片→固定→结晶紫初染→碘液媒染→95% 乙醇脱色→复红复染。
- 结果:G^+菌为紫色;G^-菌为红色。
- 革兰染色法意义
  - ◆ 将细菌区分为革兰阳性、革兰阴性两大类,有助于细菌的鉴别诊断。
  - ◆ 选择药物:革兰阳性菌与革兰阴性菌对各种抗生素的敏感性不同。
  - ◆ 研究细菌的致病性:一般革兰阳性菌外毒素致病,革兰阴性菌内(外)毒素致病。

(2) 抗酸染色法(acid fast stain)

- 分枝杆菌属:结核分枝杆菌/麻风分枝杆菌。
- 革兰染色阳性,因为细胞壁中含有大量脂质,通过抗酸染色识别。
- 抗酸染色。
  - ◆ 初染:石炭酸复红初染,加热避免沸腾。
  - ◆ 脱色:3% 盐酸乙醇脱色。
  - ◆ 复染:亚甲蓝复染。

锦囊妙"记"

【细菌特殊结构】

荚膜护菌强致病,鞭毛运动束鉴定。
普通菌毛附黏膜,性毛传递耐药性。
芽胞形态辨细菌,灭菌标准抗力硬。

第二章　细菌的生理

板书笔记

第一节　细菌的理化性状

1. 细菌的化学组成　水、无机盐、蛋白质、糖类、脂质和核酸等。

2. 细菌的物理性状　见表 1-2-1。

表 1-2-1　细菌的物理性状

光学性质	半透明颗粒(透射、折射)	半透性	CW、CM 选择性通透
表面积大	较一般生物体大 10 000 倍	内部渗透压高	G^+ 20 ~ 25 个大气压;G^- 5 ~ 6 个大气压
带电现象	G^+ pI 为 2 ~ 3、G^- pI 为 4 ~ 5		

第二节　细菌的营养与生长繁殖

1. 细菌的营养物质(图 1-2-1)

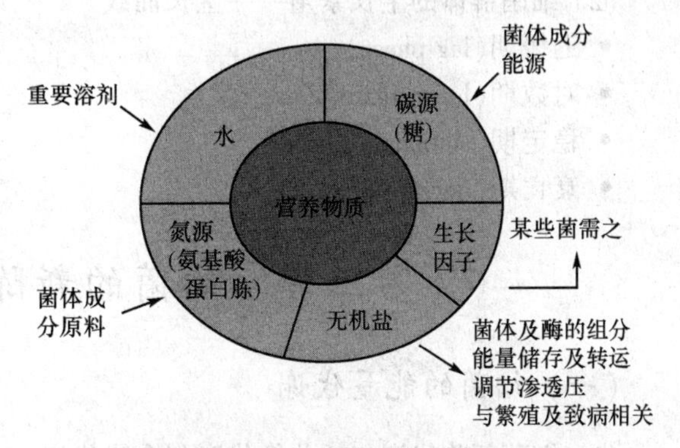

图 1-2-1　细菌的营养物质

2. 细菌摄取营养物质的机制

(1) 被动扩散:简单扩散、易化扩散。

(2) 主动转运系统

- ABC 转运。
- 离子偶联转运。
- 基团转移:物质转运与代谢相结合。
- 特异性转运:载铁体转运铁。

3. 细菌营养类型

(1) 自养菌(autotroph):以无机物或光合作用为能源。

(2) 异养菌(heterotroph):以有机物为原料合成菌体成分,包括腐生菌和寄生菌病原菌都是异养菌,且大部为寄生菌。

4. 影响细菌生长的因素

(1) 营养物质。

轻松一刻

【天意如此】

病人顽固地反对做手术,他说:"既然上帝把盲肠放在这里,那一定是有他的道理的。""当然。"医生回答道,"上帝把你盲肠放这里,就是为了我能够把它拿出来呀!"

(2) 氢离子浓度(pH)

- 多数细菌生长的 pH 为6.0~8.0。
- 多数病原菌最适 pH 为7.2~7.6。

(3) 温度

- 嗜冷菌:最适生长温度为10~20℃。
- 嗜温菌:最适为20~40℃。
- 嗜热菌:最适为50~60℃。
- 多数病原菌最适37℃。

(4) 气体

- 专性需氧菌:如结核分枝杆菌。
- 专性厌氧菌:如破伤风梭菌,O_2 对其有害。
- 缺乏氧化还原电势高的呼吸酶:细胞色素、细胞色素氧化酶。
- 缺乏分解有毒氧基团的酶:SOD、触酶、过氧化物酶。
- 兼性厌氧菌:大多数病原菌。
- 微需氧菌:如空肠弯曲菌,CO_2 对细菌的生长也很重要。大部分细菌在新陈代谢过程中产生的 CO_2 可满足需要。

(5) 渗透压:一般培养基渗透压适于大多数细菌。

5. 细菌的生长繁殖

(1) 细菌个体的生长繁殖

- 二分裂繁殖:繁殖速度一般20~30分钟一代。
- 结核杆菌18~20小时才分裂一次。

(2) 细菌群体的生长繁殖——生长曲线

- 迟缓期(lag phase)。
- 对数期(logarithmic phase)。
- 稳定期(stationary phase)。
- 衰亡期(decline phase)。

第三节 细菌的新陈代谢和能量转换

(一) 细菌的能量代谢

(1) 细菌新陈代谢包括分解代谢与合成代谢。

- 分解代谢:营养物质分解和转化为能量的过程。
- 合成代谢:几种简单的前体+能量,用于细胞组分的合成。

(2) 主要涉及 ATP 形式的化学能。

(3) 以有机物为受氢体的为发酵。

(4) 以无机物为受氢体的称为呼吸。以分子氧为受氢体的是需氧呼吸,以其他无机物为受氢体

随想心得

的是厌氧呼吸。

(二) 细菌的代谢产物

(1) 细菌对糖、蛋白质的分解能力的不同,因而代谢产物各异,利用生物化学方法鉴别不同细菌称为细菌的生化反应(表 1-2-2)。

表 1-2-2　鉴别细菌的生物化学方法

糖发酵试验	大肠埃希菌分解乳糖,产酸产气;伤寒沙门菌不分解乳糖
吲哚试验	大肠杆菌有色氨酸酶,分解色氨酸产生吲哚
甲基红试验	大肠杆菌(+),产气杆菌(-)
VP 试验	大肠杆菌(-),产气杆菌(+)
枸橼酸盐利用试验	产气杆菌以枸橼酸盐为碳源、以铵盐为氮源→分解铵盐产氨(碱性)→指示剂淡绿变深蓝为阳性
尿素酶试验	变形杆菌有尿素酶,可分解尿素产生氨→培养基变碱→酚红指示剂显红色
硫化氢试验	变形杆菌、沙门菌分解含硫氨基酸产生硫化氢→遇铅或铁离子生成黑色的硫化物

(2) IMViC 试验常用于鉴定肠道杆菌,如大肠埃希菌(++--)、产气杆菌(--++)(表 1-2-3)。

表 1-2-3　IMViC 试验

I	吲哚试验	Vi	VP 试验
M	甲基红试验	C	枸橼酸盐利用实验

(3) 合成代谢产物:见表 1-2-4。

表 1-2-4　细菌的合成代谢产物

热原质	细菌合成的一种注入人体内引起发热反应的物质。大多数是 G^- 菌的脂多糖。热原质耐高温,高压蒸汽灭菌不能破坏(121℃,20 分钟),250℃高温干烤才能破坏
内毒素	G^- 菌的脂多糖
外毒素	G^+ 菌和少数 G^- 菌产生的蛋白质
侵袭性酶	损伤机体组织,促进细菌侵袭和扩散,如卵磷脂酶(产气荚膜梭菌)、透明质酸酶(链球菌)
抗生素	多黏菌素、杆菌肽
细菌素	只能杀伤有亲缘关系的细菌,如大肠菌素。无治疗意义,有助于细菌分型
维生素	某些肠道菌合成,如 B 族维生素、维生素 K
色素	金黄色葡萄球菌——金黄色色素(脂溶性);铜绿假单胞菌——绿色色素(水溶性)可用于细菌鉴别

第四节　细菌的人工培养

1. 细菌的培养方法

● 分离培养:划线接种在固体培养基的表面,因划线的分散作用,使许多原混杂的细菌在固体培养基表面上散开。

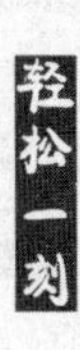

【解剖脑袋】

死者的亲属痛苦地对医生说:"请告诉我他死去的原因吧。"医生:"太可怕了,经解剖发现,他是暴饮暴食死的。"家属:"啊,难道他就没想到这可怕的后果吗?"医生:"唉,真遗憾,我忘记解剖他的脑袋了。"

- 纯培养:挑取一个菌落,移种到另一培养基中,可生长出来的大量的纯种细菌。
- 发酵培养:在适宜的条件下,发酵罐中大量培养微生物(细菌、真菌等)细胞和生产代谢产物的工艺过程。
- 发酵培养——由实验室研究到产业化的过程:菌种筛选→摇瓶试验→发酵罐中试验→发酵生产。

2. 培养基

- 是由人工方法配制而成的,专供微生物生长繁殖使用的混合营养物制品。
- 基础培养基。
- 增菌培养基。
- 选择培养基。
- 鉴别培养基。
- 厌氧培养基。
- 液体、固态、半固体培养基。

3. 细菌在培养基中的生长现象

(1)细菌在液体培养基中的生长现象:见表1-2-5。

表1-2-5 细菌在液体培养基中的生长现象

混浊	大多数细菌
沉淀	链状生长的细菌
菌膜	专性需氧菌,如结核杆菌、枯草杆菌

(2)细菌在固体培养基中的生长情况:见表1-2-6。

表1-2-6 细菌在固体培养基中的生长情况

分离培养	将标本或培养物划线接种在固体培养基的表面,因划线的分散作用,使许多原混杂的细菌在固体培养基表面上散开
菌落(colony)	单个细菌分裂繁殖成一堆肉眼可见的细菌基团

(3)细菌在半固体培养基中的生长情况:见表1-2-7。

表1-2-7 细菌在半固体培养基中的生长情况

有鞭毛细菌	扩散生长,周围浑浊
无鞭毛细菌	沿穿刺线生长,周围透明

4. 人工培养细菌的用途

1)在医学中的应用

- 感染性疾病的病原学诊断。
- 细菌学的研究。
- 生物制品的制备。

随想心得

2）在工农业生产中的应用。

3）在基因工程中的应用。

第五节 抑制或杀灭微生物的理化因素

一、消毒灭菌常用术语(表1-2-8)

1. 灭菌(sterilization) 杀灭物体上所有微生物的方法。

2. 消毒(disinfection) 杀死物体上或环境中的病原微生物并不一定能杀死细菌芽胞或非病原微生物的方法。

3. 防腐(antisepsis) 防止或抑制皮肤表面细菌生长繁殖的方法。

4. 清洁(cleaning) 是指通过除去尘埃和一切污秽以减少微生物数量的过程。

5. 无菌(asepsis)**和无菌操作** 无菌是无活菌的意思,多是灭菌的结果。防止细菌进入人体或其他物品的操作技术,称为无菌操作。

表1-2-8 常用消毒剂的使用范围、剂量和作用时间

消毒剂	使用范围	剂量	作用时间
含氯消毒剂			
漂白粉	饮水消毒	加有效氯量0.4%	≥30分钟
次氯酸钠、二氯异氰酸尿酸钠	皮肤、物品表面、排泄物、污水	溶液有效氯含量0.01%~0.1% 0.1%	10~30分钟
过氧乙酸	皮肤、物品表面、空气	0.1%~0.5%	10~30分钟
过氧化氢	皮肤、物品表面、空气	3%	30分钟
戊二醛	医疗器材	2%	≥4小时
乙醇	医疗器材、皮肤	70%~75%	5~10分钟
碘酊	皮肤、黏膜、物品表面	2%碘(用75%乙醇溶液配制)	1~10分钟
碘伏	皮肤、黏膜、物品表面	0.3%~0.5%有效碘溶液	10~30分钟
苯扎溴铵(新洁尔灭)	皮肤、黏膜、物品表面	0.05%~0.1%溶液	10~30分钟
氯己定(洗必泰)	皮肤、黏膜、物品表面	0.02%~0.05%	10~30分钟
高锰酸钾	皮肤、黏膜、食(饮)具、蔬菜、水果	0.1%	10~30分钟

二、物理消毒灭菌法

(一) 热力灭菌法

1. 干热灭菌法

- 焚烧:直接点燃或焚烧炉内焚烧。

轻松一刻

【虎语翻译】

星期天,张老师到动物园玩。见狮虎山前围了许多游人,原来有两只东北虎正在山下的放养池里溜达。突然,冲过来几个小青年,呜哇乱叫,还向池中扔石块、木棍,惹得老虎性起,猛地咆哮起来。张老师上前劝阻,几个小青年认出是过去的老师,齐声问:"张老师,您知识多,知道这两只老虎叫的是什么意思?"张老师想了一下,说:"我听明白了,它们说,你们几位在上面逞强算什么呀?有胆量的话就请进来试试!"

- 烧灼:直接火焰灭菌。
- 干烤:利用干烤箱灭菌 171℃维持 1 小时或 160℃维持 2 小时或 121℃维持 16 小时。
- 红外线:热效应 电磁波 1 ~ 10μm 最强。

2. 湿热灭菌法

(1) 巴氏消毒法(pasteurization)

- 用较低温度杀灭液体中的病原菌或特定微生物,以保持物品中所需的不耐热成分不被破坏的消毒方法。
- 61.1 ~ 62.8℃消毒 30 分钟;71.7℃消毒 15 ~ 30 秒。

(2) 压力蒸汽灭菌法(autoclaving)

- 效果最好的灭菌方法,密闭蒸汽锅。
- 1.05kg/cm^2(103.4Pa),121.3℃维持 15 ~ 20 分钟。

(3) 煮沸法;流动蒸汽消毒法;间歇蒸汽灭菌法(fractional sterilization)在同样的温度、时间的条件下湿热灭菌效果好于干热灭菌。

(二) 辐射杀菌法

1. 紫外线

- 原理:形成胸腺嘧啶二聚体。
- 杀菌波长 200 ~ 300nm,265 ~ 266nm 杀菌最强。

2. 电离辐射

3. 微波(microwave)。

(三) 滤过除菌法

1. 滤菌器(filter) 液体除菌。

2. 空气除菌 采用生物洁净技术。

(四) 干燥与低温抑菌法

三、化学消毒灭菌法

(一) 高效消毒剂(high-level disinfectants)

(1) 含氯消毒剂。

(2) 过氧化物消毒剂。

(3) 醛类消毒剂。

(4) 环氧乙烷。

(二) 中效消毒剂(intermediate-level disinfectants)

(1) 含碘消毒剂。

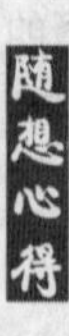

(2) 醇类消毒剂。

(三) 低效消毒剂(low-level disinfectants)

(1) 季铵盐类。
(2) 氯己定。
(3) 高锰酸钾。

四、消毒灭菌的运用

(一) 医疗器械物品的消毒灭菌

1. 高危器械物品　用时需进入无菌组织的物品,所有这些物品都应该灭菌。

2. 中危器械物品　用时不进入无菌组织但接触黏膜的器械,采用消毒即可。

3. 低危器械物品　只接触未损伤皮肤但不进入无菌组织和不接触黏膜的物品,一般用后清洗、消毒即可。

4. 快速周转的医疗器械

(二) 室内空气消毒灭菌

1. 物理消毒法

(1) 紫外线照射:(1.5W/m^3,1小时)最常用。
(2) 滤过除菌:空气通过孔径小于0.2μm的高效过滤装置以除去细菌和带菌尘埃。

2. 化学消毒法　包括化学消毒剂喷雾和熏蒸。

(1) 过氧乙酸喷雾、熏蒸。
(2) 过氧化氢喷雾。
(3) 二氧化氯溶液喷洒。
(4) 中草药点燃烟熏。

(三) 手和皮肤的消毒

(1) 用肥皂和流动水经常并正确洗手。
(2) 病原微生物污染时应用消毒剂消毒。

五、影响消毒灭菌效果的因素

(1) 微生物的种类。
(2) 微生物的物理状态。
(3) 微生物的数量。
(4) 消毒剂性质、浓度与作用时间。
(5) 温度。

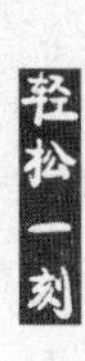

【体重减轻了】

病人:"我做了阑尾手术之后,体重减轻了差不多15千克。"

外科医生:"瞧你说的,哪有15千克重的阑尾。"

（6）酸碱度。

（7）有机物。

第六节　细菌的分类

细菌的分类见表 1-2-9。

表 1-2-9　细菌的分类

属（genera）	由密切相关的种组成，如金黄色葡萄球菌、表皮葡萄球菌属
种（species）	细菌的基本分类单位
型（type）	同一种细菌基本性状相同，而某些方面的特征稍有不同，便可分为不同的型别
株（strain）	对不同来源的同一菌种的细菌称为该菌的不同菌株

词汇速记

amantadine　金刚烷胺（抗病毒药）

anaerobe[æˈneiərəub] *n.*　厌氧性生物；an 无〔例，anemia 贫血〕+aero 空气的，氧气的+bic 生物→缺氧生物，厌氧性生物

asepsis[æˈsepsis] *n.*　无菌，防腐处理，灭菌法；a 无+sept 腐败的+sis 后缀→无菌；〈注〉sterile 无菌的

bacteremia[ˌbæktəˈriːmiə] *n.*　菌血症；bacter 杆菌+emia 血症

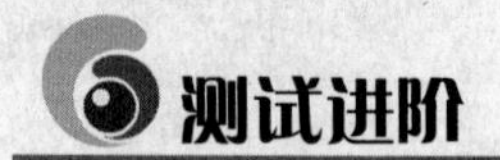

（一）名词解释

（1）bacterium

（2）capsule

（3）spore

（4）plasmid

（5）flagellum

（6）pilus

（7）ordinary fimbria

（8）lipopolysaccharide

（二）填空题

（1）革兰阳性菌的细胞壁的黏肽是由________、________、________组成。

（2）细菌的遗传物质有________、________。

（3）菌毛可分为________和________两类，前者具有________作用，后者具有________作用。

（三）选择题

（1）与革兰阴性菌相比，革兰阳性菌细胞壁的特点是

A. 较疏松　　B. 无磷壁酸

C. 有脂多糖　　D. 有脂蛋白

E. 肽聚糖含量多

（2）"核质以外的遗传物质"是指细菌的

A. mRNA　　B. 核糖体

C. 质粒　　D. 性菌毛

E. 异染颗粒

（3）溶菌酶杀灭细菌的作用机制是

A. 竞争肽聚糖合成中所需的转肽酶

B. 与核糖体的小亚基结合

随想心得

C. 裂解肽聚糖骨架的β-1,4糖苷键
D. 竞争性抑制叶酸的合成代谢
E. 破坏细胞膜

(4) 观察细菌动力最常使用
A. 液体培养基　B. 半固体培养基
C. 固体平板培养基　D. 固体斜面培养基
E. 厌氧培养基

(5) 关于芽胞的叙述,错误的是
A. 芽胞的形态、大小、位置有助于细菌的鉴定
B. 一般在机体外才能形成芽胞
C. 芽胞是所有细菌生活周期中的一种生命形式
D. 芽胞不是细菌的繁殖方式
E. 芽胞一旦污染周围环境,其传染性可保持多年

(6) 具有异染颗粒的细菌是
A. 布氏杆菌　B. 炭疽杆菌
C. 白喉杆菌　D. 伤寒杆菌
E. 百日咳杆菌

(7) L型细菌是
A. 细胞壁缺陷的细菌
B. 细胞膜缺损的细菌
C. 缺乏质粒的细菌
D. 缺乏核质的细菌
E. 细胞壁缺陷和缺乏质粒的细菌

(四) 问答题

(1) 简述肽聚糖的主要结构及青霉素、溶菌酶对其的影响。
(2) 简述革兰染色的原理、步骤及意义。
(3) 试述L型细菌的概念、形态特点及致病特点。
(4) 试比较革兰阳性菌与革兰阴性菌细胞壁特殊组分及其功能的区别。

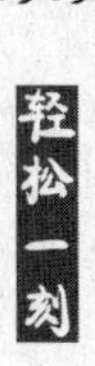

【有主见】

甲:"你们厂生产的温度计真不错。"

乙:"那当然,样式多好看!"

甲:"不,我是说它有主见,不因温度的变化而受影响。"

第三章　噬　菌　体

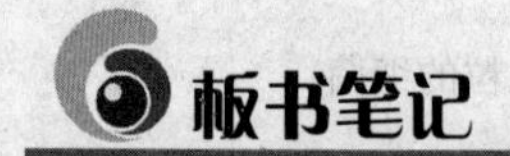

1. 噬菌体的特点

- 噬菌体是感染细菌、真菌、放线菌或螺旋体等微生物的病毒。
- 个体微小,可以通过细菌滤器。
- 无细胞结构,主要由衣壳(蛋白质)和核酸组成。
- 只能在活的微生物细胞内复制增殖,是一种专性胞内寄生的微生物。
- 噬菌体分布极广。

2. 噬菌体的生物学性状　见表1-3-1。

表1-3-1　噬菌体的生物学性状

噬菌体的三种基本形态	即蝌蚪形、微球形和细杆形,大多数噬菌体呈蝌蚪形
结构	由头部和尾部组成
化学组成	蛋白质与核酸
核酸类型	为DNA或RNA,大多数DNA噬菌体的DNA为线状双链
噬菌体	具有抗原性
抵抗力	比一般细菌繁殖体强

3. 噬菌体的两种类型　见表1-3-2。

表1-3-2　噬菌体的两种类型

毒性噬菌体	能在宿主菌内复制增殖,产生许多子代噬菌体,并最终裂解细菌
温和噬菌体或溶原性噬菌体	噬菌体基因组整合于宿主菌染色体中,不产生子代噬菌体,也不引起细菌裂解,但噬菌体DNA随细菌基因组的复制而复制,并随细菌的分裂而分配至子代细菌的基因组中

4. 毒性噬菌体

- 毒性噬菌体在宿主菌内的增殖过程(复制周期或溶菌周期)包括吸附、穿入、生物合成、成熟与释放等四个阶段。
- 噬斑:在固体培养基上,将适量噬菌体和宿主菌液混合接种培养后,培养基表面可出现透亮的溶菌空斑,每个空斑是由一个噬菌体复制增殖并裂解宿主菌后形成的。
- 噬斑形成单位:不同噬菌体噬斑的形态与大小不尽相同。通过噬斑计数,可测知一定体积内

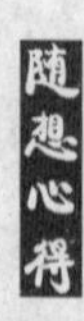

的噬菌体数量。

5. 温和噬菌体

- 前噬菌体:整合在细菌染色体上的噬菌体基因。
- 溶原性细菌:带有前噬菌体的细菌。
- 溶原性:温和噬菌体具有的这种产生成熟子代。噬菌体颗粒和裂解宿主菌的潜在能力。
- 温和噬菌体有三种存在状态:游离的具有感染性的噬菌体颗粒;宿主菌细胞质内类似质粒形式的噬菌体核酸;前噬菌体。
- 温和噬菌体有溶原性周期和溶菌性周期,而毒性噬菌体只有一个溶菌性周期。
- 溶原性转换:某些前噬菌体可导致细菌基因型和性状发生改变,例如白喉棒状杆菌产生白喉毒素的机制。

6. 噬菌体的应用

- 细菌的鉴定和分型。
- 检测标本中的未知细菌。
- 基因工程的工具。
- 用于细菌性感染的治疗。

轻松一刻

【研究课题】

甲:"老弟,你每天忙忙碌碌都在干些什么?"

乙:"社交、娱乐、旅游。"

甲:"你就不怕荒废了学业吗?"

乙:"我还在研究一门几何。"

甲:"是欧氏几何? 解析几何? 还是微分几何?"

乙:"是'对酒当歌,人生几何?'"

第四章　细菌的遗传变异

板书笔记

1. 基因型　由细菌的基因组决定,可传给子代。

2. 表型　基因型在一定环境中所显示的生物性状(表1-4-1)。

表1-4-1　表型变异与基因型变异的比较

	表型变异	基因型变异
是否受环境影响	是	否
特点	暂时性,不遗传	稳定,可遗传
举例	细菌L型	BCG

一、细菌基因组

细菌基因组(bacterial genome)包括染色体、外源性DNA(质粒、噬菌体的部分或全部的基因组和可移动元件)。

1. 细菌染色体

- dsDNA $3.2\times10^6 \sim 5\times10^6$bp。
- 复制快:10^5bp/min。
- 无组蛋白,无内含子,为连续基因。
- 单倍体:突变后更易表现。

2. 质粒(plasmid)

- 复制能力。
- 转移能力。
- 整合能力。
- 相容性。
- 丢失或消除。
- F质粒-转移。
- Vi质粒-毒力。
- R质粒-耐药。
- Col质粒-细菌素。

3. 噬菌体基因组

- 温和型噬菌体全部或部分基因组整合于宿主菌的染色体。

随想心得

- 如β-棒状杆菌噬菌体携带白喉外毒素基因,可整合至白喉棒状杆菌染色体中,使其产毒素。

4. 转座元件(表 1-4-2)

(1) 插入序列(IS)

- 750～1550bp。
- 两端重复序列,与插入有关。
- 中心序列有转位酶基因。
- IS 参与沙门菌鞭毛抗原(H)的变异。

(2) 转座子(transposon,Tn)

- 2000～25 000bp。
- 两端为 IS。
- 中心序列有与转位无关基因。
- 如:毒素基因、耐药基因等。

表 1-4-2　常见的插入序列和转座子

IS	bp	Tn	耐药或毒素基因
IS1	768	Tn1	AP(氨苄西林)
IS2	1327	Tn6	Kan(卡那霉素)
IS3	1300	Tn10	Tet(四环素)
IS4	1426	Tn551	Em(红霉素)
IS5	1195	Tn681	*E. coli* ET(肠毒素)

5. 整合子(In)

- 定位于细菌染色体、质粒或转座子上。
- 基本结构:两端为保守末端,中间为可变区,含一个或多个基因盒。
- 整合子含有 3 个功能元件:重组位点、整合酶基因、启动子。
- 通过转座子或接合性质粒,使多种耐药基因在细菌中进行水平传播。

6. 噬菌体(bacteriophage)

- 形态结构:蝌蚪形。
- 衣壳:蛋白质。
- 核酸:dsDNA。
- 分布广:有菌就有噬菌体。
- 宿主特异性:流行病调查;分型。
- 参与细菌变异:转导,溶原性转换。

二、基因突变

1. 影印平板　自发的,随机的,非诱导的药物仅起选择作用。

轻松一刻

【英镑与卢布】

明明:"爸爸,英镑是什么?"爸爸:"英镑嘛,就是英国的磅秤,大约和我们的钓秤差不多。"明明:"那么卢布呢?"爸爸:"苏联的卢布相当于中国的华达尼。"

2. 基因突变

- 突变率：10^{-9} ~ 10^{-6}。
- 自发突变与诱发突变。
- 突变与选择。
- 回复突变与抑制突变。

3. 彷徨试验 随机的、非定向的突变是在接触噬菌体之前就已发生，噬菌体对突变仅起筛选而不是诱导作用。

4. 突变型细菌及其分离鉴定 见表1-4-3。

表1-4-3 突变型细菌的分离鉴定

耐药性突变型	药敏试验
营养缺陷突变型	营养物质筛选
条件致死性突变型	温度敏感试验
发酵阴性突变型	乳糖发酵试验

三、基因的转移

1. 基因转移 供体菌提供DNA；受体菌接受DNA。基因转移类型、基因来源和转移方式的比较见表1-4-4。

表1-4-4 基因转移类型、基因来源和转移方式的比较

基因转移类型	基因来源	转移方式	举例
转化	供体菌	受体菌摄入	链球菌荚膜变异
接合	供体菌	性菌毛	R质粒介导的耐药性传递
转导	供体菌	噬菌体介导	金黄色葡萄球菌耐药传递
溶原型转换	噬菌体	前噬菌体	白喉棒状杆菌产毒株的变异

2. 转化

（1）受体菌主动摄取外源性DNA；供体菌死亡时释放或人工方法提取DNA。

（2）影响因素

- 供受体菌基因型：同源性；亲缘关系近，转化率高。
- 感受态（competence）：生理活动过程中摄取；转化因子的最佳时期。
- 环境因素：Mg^{2+}、Ca^{2+}等可促进转化。

3. 转导（transduction）

（1）噬菌体媒介，将供体菌DNA转给受体菌，分普遍性转导和局限性转导。

（2）普遍性转导

- 毒性噬菌体，温和噬菌体。

随想心得

- 包装错误:任何部位细菌 DNA 片段。
- 转导性噬菌体:宿主菌 DNA,无噬菌体 DNA。
- 受体菌接受转导噬菌体(供体菌)DNA。
- 受体菌获得供体菌性状。

(3) 局限性转导(溶原性转换)

- 温和性噬菌体。
- 脱落错误:前噬菌体及两边的细菌 DNA。
- 转导性噬菌体:噬菌体 DNA 及细菌 DNA。

4. 接合(conjugation)

(1) 通过性菌毛将供体菌 DNA 转给受体菌,受体菌获得供体菌性状。

(2) F 质粒(fertility factor,致育因子)

- 接触:性菌毛与受体菌细胞质沟通。
- 转移:F 质粒进入 F^- 菌,1 分钟完成。
- 复制:F^- 菌转为 F^+ 菌。

(3) Hfr(高频重组菌株)

- F 质粒与染色体整合。
- 具有接合和转移功能。
- 细菌染色体转移频率高,F 质粒转移频率低。
- 受体菌获得供体菌性状。
- 可用于绘制基因图。
- Hfr 转移细菌染色体过程见图 1-4-1、图 1-4-2。

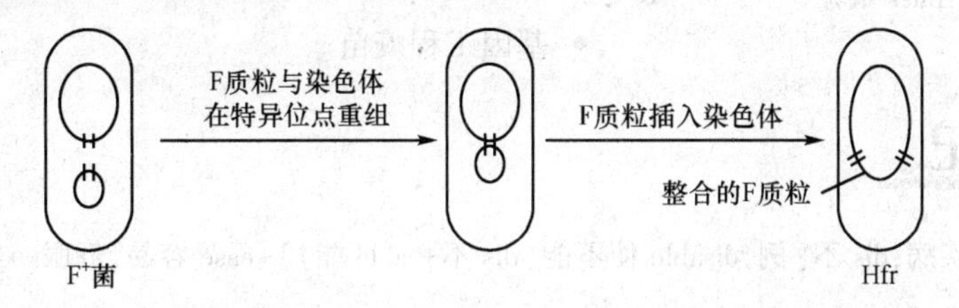

图 1-4-1　F 质粒与染色体整合变为高频重组株(Hfr)

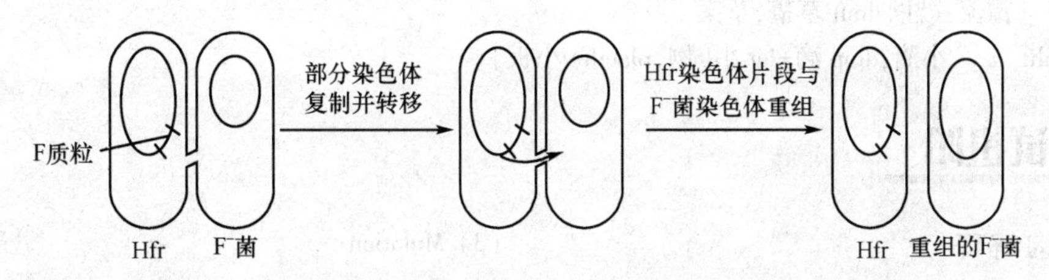

图 1-4-2　Hfr 将其部分染色体转入 F^- 菌,产生重组的 F^- 菌

轻松一刻

【那怎么成】

有人参观疯人院时,见一疯子把自己悬在房梁上,还发出"哈哈"的怪笑声,便问另一个疯子:"他干嘛要这样!"

"他把自己当成吊灯了。"

"咳,你们医院也真不负责,为什么不提醒他,让他下来呢?"

"那怎么成,他要是下来了,没了吊灯,四周不成了漆黑一片。"

(4) R质粒

- 耐药传递因子:编码性菌毛。
- R决定因子:耐药。

5. 溶原性转换(lysogenic conversion)

- 噬菌体DNA与细菌染色体整合。
- 受体菌获得新的性状。
- 如白喉棒状杆菌:β-棒状杆菌噬菌体-外毒素基因→不产毒白喉棒状杆菌→产毒白喉棒状杆菌。

四、实际应用

1. 诊断困难

- H→O变异:如伤寒沙门菌鞭毛。
- S→R变异:消失荚膜或多糖、抗原性改变、毒力下降,生化反应改变。

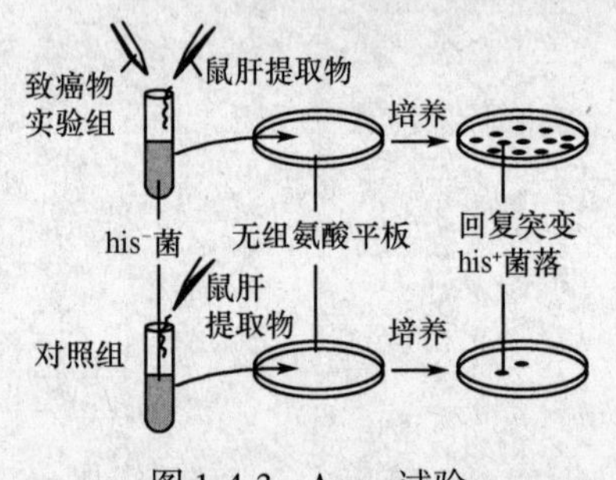

图1-4-3 Ames试验

2. 治疗困难 耐药。

3. 预防 BCG。

4. Ames试验 试验的流程见图1-4-3。

5. 基因工程

- 载体:质粒,噬菌体。
- 工程菌和酶:限制性内切酶、连接酶。
- 选择目的基因,细菌中表达,如胰岛素、白介素、干扰素等。
- 基因工程疫苗。

词汇速记

disease[di'ziːz]*n.* 疾病;dis不[例,disable使不能(dis不+ able能)]+ease容易,舒服→不舒服→疾病;同义词:illness,sickness

dot[dɔt]*n.* 点,圆点;vt. 在…上打点

drift[drift]*n.* 漂流;〈注〉draft草稿,草案

droplet['drɔplit]*n.* 小滴;drop滴+let小[例,platelet小板]

测试进阶

(一) 名词解释

(1) L型细菌

(2) 质粒

(3) Mutation

(4) Transformation

(5) Transduction

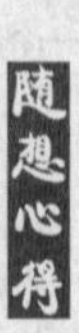

(6) Conjugation

(二) 填空题

(1) 常见的细菌变异现象有________、________、________、________等。

(2) L型细菌是指________细菌,培养应选用________培养基。

(3) 细菌基因的转移与重组方式有________、________、________和________。

(三) 选择题

【A型题】

(1) 关于质粒的叙述,错误的是

A. 质粒是细菌核质外的遗传物质
B. 质粒能在胞浆中自行复制
C. 质粒可以丢失
D. 质粒是细菌生命活动所必需的结构
E. 某些细菌的耐药性与质粒有关

(2) 关于L型细菌的特性,下述错误的是

A. 对青霉素不敏感
B. 抗原结构发生改变
C. 呈高度多形性
D. 革兰染色均为阴性
E. 培养时需用低渗含血清培养基

(3) H-O变异属于

A. 毒力变异　B. 菌落变异
C. 鞭毛变异　D. 形态变异
E. 耐药性变异

(4) 细菌突变的发生机制是由于

A. 质粒丢失　B. 溶原性转换
C. 基因重组　D. 核质碱基的改变
E. 基因交换

(5) 受体菌直接摄取供体菌游离的DNA片段而获得新的遗传性状,称为

A. 转导　B. 转化
C. 接合　D. 突变
E. 溶原性转换

(6) 以噬菌体为载体,将供体菌遗传物质转移到受体菌中的过程,称为

A. 接合　B. 转化
C. 转导　D. 溶原性转换
E. 质粒转移

(7) 关于转导,下述正确的是

A. 只可转移供体菌染色体上特定的基因
B. 由性菌毛介导
C. 由R质粒介导
D. 由F质粒介导
E. 由噬菌体介导

(8) 流产转导是指噬菌体携带的供体菌DNA片段

A. 不能进入受体菌
B. 进入受体菌后不能与受体菌基因重组
C. 进入受体菌后自行复制
D. 进入受体菌后被降解
E. 与受体菌基因重组后不能表达相应性状

(9) 细菌的转导和溶原性转换的共同特点是

A. 供体菌与受体菌直接接触
B. 需性菌毛介导
C. 需毒性噬菌体介导
D. 需温和噬菌体参与
E. 需质粒参与

(四) 问答题

(1) 简述L型细菌的形成、特点及临床意义。
(2) 简述细菌基因转移与重组的四种方式。
(3) 试述细菌基因突变的分子生物学基础。
(4) 试述Hfr、F′与F^-菌的接合。
(5) 试述细菌耐药性变异的遗传学机制及生化机制。

第五章　细菌的耐药性

板书笔记

第一节　抗菌药物的种类及其作用机制

（1）抗菌药物：指具有杀菌和抑菌活性，用于预防和治疗细菌性感染的药物，包括抗生素和化学合成的药物。

（2）抗生素（antibiotics）：指对特异微生物有杀灭和抑制作用的微生物产物，分子量较低，低浓度时就能发挥其生物活性，有天然和人工半合成两类。

（一）抗菌药物的种类（表1-5-1）

表1-5-1　临床常用抗菌药物分类（按化学结构与性质分类）

序号	类型	举例
1	β-内酰胺类	青霉素类、头孢菌素类等
2	大环内酯类	红霉素、乙酰螺旋霉素、麦迪霉素、罗红霉素等
3	氨基糖苷类	链霉素、庆大霉素、卡那霉素等
4	四环素类	四环素、土霉素、金霉素及多西环素等
5	氯霉素类	氯霉素、甲砜霉素等
6	化学合成	磺胺类、喹诺酮类，如吡哌酸、环丙沙星等
7	多肽类	多黏菌素、万古霉素、杆菌肽、林可霉素、克林霉素等
8	抗结核药物	异烟肼、利福平、乙胺丁醇等
9	抗真菌药物	灰黄霉素、两性霉素B、克念菌素、制霉菌素、曲古霉素等
10	抗肿瘤抗生素	丝裂霉素、放线菌素D、博来霉素、多柔比星等
其他	免疫抑制作用的抗生素	环孢素

（二）抗菌药物的作用机制

（1）抗菌药物必须对病原菌具有较强的选择性毒性作用（有效性和特异性），对患者不造成损害，没有或具有较低的毒副作用（安全性）。

随想心得

(2) 根据对病原菌的作用靶位,可将抗菌药物的作用机制分为四类(表1-5-2)。

(3) 了解抗菌药物的机制是研究细菌耐药性的基础,也是临床合理选用抗菌药物的前提。

表1-5-2　抗菌药物作用机制

药物作用	机制	举例
抑制细胞壁的形成	导致细菌细胞破裂死亡	如β-内酰胺类、万古霉素、杆菌肽、环丝氨酸
影响细胞膜的功能	破坏细胞膜的结构,导致渗透性增加,细胞物质泄漏	如多黏菌素、制霉菌素、两性霉素、酮康唑
干扰蛋白质的合成	抑制生物蛋白酶的合成来抑制微生物生长	四环素类、氯霉素、链霉素、红霉素、氨基糖苷类、林可霉素类等
阻碍核酸的合成	抑制DNA或RNA合成而抑制微生物的生长繁殖	如利福霉素、博来霉素、喹诺酮类、磺胺药等

(4) 干扰细菌细胞壁的合成

- 细菌(支原体除外)具有细胞壁,其主要组分均有肽聚糖。
- β-内酰胺抗生素可与细胞膜上的青霉素结合蛋白(penicillin-binding protein,PBP)共价结合。青霉素作用的主要靶位是PBP,两者结合后,可以抑制转肽酶活性,导致肽聚糖合成受阻,使细菌无法形成坚韧的细胞壁。细菌一旦失去细胞壁的保护作用,在相对低渗环境中会变形、裂解而死亡。

(5) 损伤细胞膜的功能

- 多黏菌素类是两极性抗生素分子,其亲水端与细胞膜的蛋白质部分结合,亲脂端与细胞膜内磷脂相结合,导致细菌胞膜裂开,胞内成分外漏,细菌死亡。
- 两性霉素和制霉菌素能与真菌细胞膜上的固醇类结合,酮康唑抑制真菌细胞膜中固醇类的生物合成,均导致细胞膜通透性增加。

(6) 影响蛋白质的合成

- 氨基糖苷类及四环素类主要作用于细菌核糖体的30S亚单位。
- 氯霉素、红霉素和林可霉素类则主要作用于50S亚单位,导致细菌蛋白质合成受阻。

(7) 抑制核酸合成

- 抗生素可通过影响细菌核酸合成发挥抗菌作用。
- 利福平与依赖DNA的RNA多聚酶结合,抑制mRNA的转录。
- 喹诺酮类药物可作用于细菌DNA旋转酶而抑制细菌繁殖。
- 磺胺类药物与对氨基苯甲酸(PABA)的化学结构相似,两者竞争。
- 二氢叶酸合成酶,使二氢叶酸合成减少,影响核酸的合成,抑制细菌繁殖。
- 甲氧苄啶(TMP)与二氢叶酸分子中的蝶啶相似,能竞争抑制二氢叶酸还原酶,使四氢叶酸的生成受到抑制。因此,TMP与磺胺药合用(如复方新诺明)有协同作用。

第二节　细菌的耐药机制

(一) 细菌耐药性

1. 概念　细菌耐药性(drug resistance)亦称抗药性,是指细菌对某抗菌药物(抗生素或消毒剂)

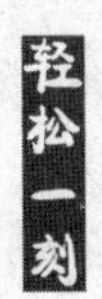

【世界地图】

一个水手说他胸口疼,请医生诊治,医生掀开他的衣服,只见他胸部刺着完整的世界地图。医生:"具体在哪个部位,指给我看看。""在巴西!"水手回答。

的相对抵抗性。通常某菌株能被某种抗菌药物抑制或杀灭,则该菌株对该抗菌药物敏感;反之,则为耐药。

2. 临床判定标准 某菌株的最低抑菌浓度(MIC)小于该抗菌药物临床常用治疗浓度,则判定为敏感;某菌株的 MIC 大于该抗菌药物临床常用治疗浓度,则判定为耐药。

3. 细菌耐药性严重性

- 耐药的速度越来越快。
- 耐药的程度越来越重。
- 耐药的细菌越来越多。
- 细菌耐药谱越来越广。
- 耐药的概率越来越高。
- 已成为一个全球性亟待解决问题,世界卫生组织建议各国加强细菌耐药性监测,严格执行预防和控制措施。

(二) 细菌的耐药机制

(1) 内因指细菌的遗传因素。

(2) 外因包括医疗过程中滥用抗生素、饲料中滥加抗生素和消毒剂的不合理应用等。

(3) 细菌耐药机制的研究涉及多个学科,耐药机制的研究已深入到分子水平。

(4) 细菌耐药性的类型与机制见图 1-5-1。

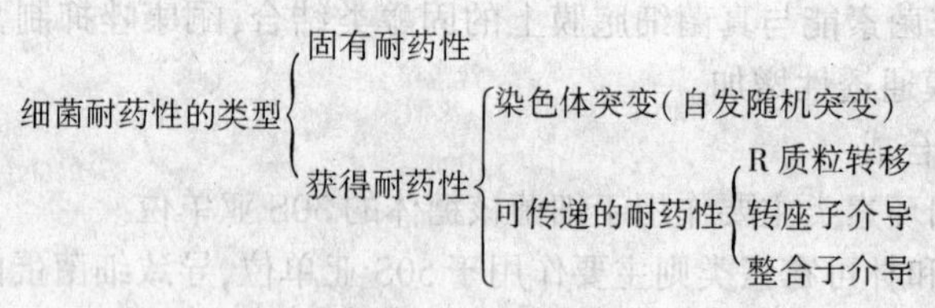

图 1-5-1 细菌耐药性的类型与机制

(5) 细菌耐药的遗传机制

1) 固有耐药性(intrinsic resistance)

A. 固有耐药性指细菌对某些抗菌药物的天然不敏感,亦称为天然耐药性。

B. 特点

- 源于细菌本身染色体上的耐药基因,是染色体介导的耐药性,是细菌遗传基因 DNA 自发变化的结果。
- 具有典型的种属特异性,可以代代相传,可以预测。
- 耐药性比较稳定,一般对 1 ~2 种相类似药物耐药。
- 耐药性产生与消失与药物接触无关,自然界中这类耐药菌占次要地位。

2) 获得耐药性(acquired resistance)

A. 获得耐药性指原先对药物敏感的细菌群体中出现了对抗菌药物的耐药性,这是获得耐药性与固有耐药性的重要区别。

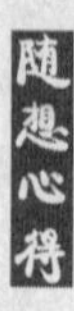

B. 获得耐药性是因多种因素使细菌 DNA 改变导致细菌获得耐药性表型。

C. 耐药性细菌的耐药基因来源于：基因突变，获得新基因。作用方式为接合、转导或转化。可发生于染色体 DNA、质粒、转座子等结构基因，也可发生于某些调节基因。

D. 染色体突变：所有的细菌群体都会经常发生自发的随机突变，只是频率很低，其中有些突变可赋予细菌耐药性。

E. 可传递的耐药性：耐药基因能在质粒、转座子、整合子等可移动的遗传元件介导下进行转移并传播。

F. 耐药 R 质粒的转移

- 在 G^+ 和 G^- 细菌中广泛存在耐药质粒，质粒介导的耐药性传播在临床上最常见。
- 耐药质粒具有自我复制、传递和遗传交换能力。可稳定传递给后代，能在不同细菌间转移。一种质粒可带数种耐药性基因群，通过细菌间接合、转导和转化作用而将耐药质粒转移到细菌群中。
- 质粒能编码多种酶，对多数抗生素进行生化修饰而使之钝化。
- 质粒传播耐药性受宿主范围限制，尚未发现可在 G^+ 和 G^- 菌中都能复制的质粒。

G. 转座子介导的耐药性

- 转座子(transposon，Tn)是比质粒更小的 DNA 片段。
- 转座子又名跳跃基因它可以在染色体中跳跃移动，能够随意地插入或跃出其他 DNA 分子，实现细菌间的基因转移或交换，使结构基因的产物大量增加，使宿主细胞失去对抗菌药物的敏感性。
- 转座子自身不能进行复制，必须依赖于细菌的染色体、噬菌体或质粒而得以复制和繁殖。
- 转座子的宿主范围广，是耐药性传播的另一重要原因。

H. 整合子(integron)

- 整合子是移动性 DNA 序列，它可捕获外源基因并使之转变为功能性基因的表达单位。
- 整合子在同一类整合子上可携带不同的耐药基因盒，同一个耐药基因又可出现在不同的整合子上。
- 整合子在细菌耐药性的传播和扩散中起到了至关重要的作用。

(6) 细菌耐药的生化机制(图 1-5-2)。

细菌耐药性的生化机制
- 改变药物作用靶位(细菌改变胞膜通透性或药物靶点结构)
- 改变细菌胞壁的通透性(如形成生物被膜产生渗透障碍或改变通透性)
- 主动外排机制与细菌分泌系统结构与功能的改变(如外膜上的药物主动外排系统与细菌的多重耐药性相关)
- 产生钝化酶
  - β-内酰胺酶(如对青霉素类、头孢霉素类耐药)
  - 氨基糖苷类钝化酶(如对链霉素、卡那霉素、庆大霉素耐药)
  - 氯霉素乙酰转化酶(如对氯霉素、甲砜霉素耐药)
  - 甲基化酶(如对磺胺类药物耐药)
  - 红霉素脂化酶

图 1-5-2　细菌耐药的生化机制

1) 钝化酶的产生

A. 钝化酶(modified enzyme)指一类由耐药菌株产生、具有破坏或灭活抗菌药物活性的一类酶，

轻松一刻

【写信】

陈工要出门，因为下雨，找不着雨伞。他想：这多半是忘记在李槐家里。他便写了封信去问李槐。他把信刚写完，忽然他妻子撑了他的伞回家了。陈工见了，便在信后添道："伞已找到，特此奉告，不必再寻了。"写毕，就撑了伞出去，把信付邮。

它通过水解或修饰作用破坏抗生素的结构使其失去活性，如分解青霉素的酶或改变氨基糖苷类抗生素结构的酶。

B. β-内酰胺酶(lactamase)

• 对青霉素类和头孢菌素类耐药的菌株可产生β-内酰胺酶，该酶能特异性的使酰胺键断裂，打开药物分子结构中的β-内酰胺环，使其完全失去抗菌活性，故称灭活酶(inactivated enzyme)。β-内酰胺酶可由细菌染色体、质粒或转座子编码，分布广泛。

• 在革兰阴性杆菌中，对β-内酰胺抗生素的耐药性主要由两种β-内酰胺酶介导：超广谱β-内酰胺酶(extended spectrum β-lactamases，ESBLs)、AmpC β-内酰胺酶。

C. 氨基糖苷类钝化酶

• 细菌能产生30多种氨基糖苷类钝化酶，并均由质粒介导。

• 这些酶类分别通过羟基磷酸化、氨基乙酰化或羧基腺苷酰化作用，使药物的分子结构发生改变，不易与细菌核糖体30S亚基结合，失去抗菌作用。

• 由于氨基糖苷类抗生素结构相似，故常出现明显的交叉耐药现象。

D. 氯霉素乙酰转移酶

由细菌质粒或染色体基因编码，能在大肠杆菌中稳定表达。

作用机制：将氯霉素乙酰化，使其不能与细菌50S核糖体亚基结合而失去抗菌活性。

E. 红霉素酯化酶：由质粒介导，作用机制是水解红霉素及大环内酯类抗生素结构中的内酯而使之失去抗菌活性。

F. 甲基化酶：50S亚基嘌呤甲基化耐红霉素。

2）药物作用靶位的改变

• 细菌能改变抗生素作用靶位的蛋白结构和数量，导致其与抗生素结合的有效部位发生修饰或改变，影响药物的结合，使细菌对抗生素不再敏感。

• 作用靶位发生改变使抗生素失去作用靶点和(或)亲和力降低无法结合，但细菌的生理功能正常。

表1-5-3 常用抗生素的作用靶位

抗生素	靶位
青霉素	PBPs
喹诺酮类	DNA旋转酶
利福平	RNA聚合酶β亚基
大环内酯类	核糖体50S亚基
克林霉素类	核糖体50S亚基
链霉素核糖体	核糖体30S亚基S12

• 如青霉素结合蛋白的改变导致对β-内酰胺类抗生素耐药。

• 这些作用靶位结构和功能变化都有可能产生很高的耐药性。

常用抗生素的作用靶位见表1-5-3。

3）抗菌药物的渗透障碍

• 抗生素必须进入细菌内部到达作用靶位后，才能发挥抗菌效能。细菌的细胞壁障碍和(或)外膜通透性的改变，将严重影响抗菌效能，耐药屏蔽是耐药的一种机制。

• G^-菌细胞壁的外膜上有脂多糖，孔蛋白等通透性低的结构，是一种有效的非特异性屏障，阻止某些抗菌药物的进入，使细菌不易受到机体杀菌物质的作用。

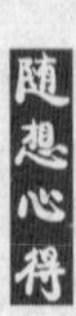

● 铜绿假单胞菌对抗生素的通透性要比其他革兰阴性细菌差,这是该菌对多种抗生素固有耐药的主要原因之一。

4）主动外排机制

● 多种细菌的外膜上有特殊的药物主动外排系统,药物的主动外排使菌体内的药物浓度不足,难以发挥抗菌作用而导致耐药。

● 有两大类外排系统:特异性(单一性)外排系统和多种药物耐药性外排系统。

● 主动泵出活动增强和外排药物通透性下降的协同作用与细菌的多重耐药性有关。

● 细菌的分泌系统具有外排功能,其结构与功能的改变与细菌的耐药性相关。

5）细菌生物被膜作用及其他

● 细菌生物被膜(bacterial biofilm,BF)是细菌为适应环境而形成的,可保护细菌逃逸抗菌药物的杀伤作用。细菌生物被膜形成后耐药性可增强许多倍。

● 耐药机制:抗生素难以清除 BF 中众多微菌落膜状物;BF 具有多糖分子屏障和电荷屏障,阻止或延缓药物的渗透;BF 内细菌多处于低代谢水平状态,对抗菌药物前敏感;BF 内部场存在一些较高浓度水解酶,使进入的抗生素失活。

6）细菌自身代谢状态改变

● 呈休眠状态的细菌。

● 营养缺陷的细菌都可出现对多种抗生素耐药。

● 通过增加产生代谢拮抗剂来抑制抗生素,从而获得耐药性。如耐药金黄色葡萄球菌通过增加对氨基苯甲酸的产量,从而耐受磺胺类药物的作用。

第三节　细菌耐药性的防治

(1) 合理规范使用抗生素等抗菌药物。
(2) 严格消毒隔离制度,防止耐药菌交叉感染。
(3) 加强药政管理,建立药物耐药观测网。
(4) 研制新型抗生素和抗菌药物。
(5) 破坏耐药基因。

轻松一刻

【字胖】

忆强的记忆力太不好了。一天,他连“日”字的解释也忘记了,连忙到字典上去查,恰被他查着个“曰”字。他把字典一合,很惊异的自言道:“字别三日,便当刮目相看。三日不见的‘日’字,如今也胖起来了。”

第六章　细菌的感染与免疫

板书笔记

• 细菌的感染(infection):是指细菌侵入宿主体内生长繁殖并与机体相互作用,引起的一系列病理变化过程。

• 引起宿主感染的细菌称为病原菌(pathogen)或致病菌(pathogenic bacterium)。

• 病原菌从一个宿主到另一宿主体内并引起感染的过程称为传染(infection or communication)。有些细菌在正常情况下并不致病,只有在某些特定情况下才可致病,这类细菌称为机会致病菌(opportunistic pathogen)或条件致病菌(conditioned pathogen)。

• 抗感染免疫:是指微生物入侵宿主机体后,宿主免疫系统产生抗感染免疫应答,以抑制或避免微生物致病作用的过程。

• 免疫系统的这一功能被称为免疫防御。在宿主抗感染免疫的压力下,微生物还会还会产生免疫逃逸现象,以逃避宿主的免疫防御功能。

• 微生物对机体的感染与机体对微生物的抗感染免疫,构成了一对基本矛盾。这一对矛盾力量的消长决定着疾病的发生、发展与结局。

第一节　正常菌群与机会致病菌

一、正 常 菌 群

1. 正常菌群(normal flora)　是指正常寄居在宿主体内,对宿主无害而有利的微生物群的总称。表 1-6-1 列举了人体各部位常见的正常菌群。

表 1-6-1　人体常见的正常菌群

部位	主要菌类
皮肤	葡萄球菌、类白喉棒状杆菌、铜绿假单胞菌、丙酸杆菌、白假丝酵母菌、非致病性分枝杆菌
口腔	葡萄球菌、甲型和丙型链球菌、肺炎链球菌、奈瑟菌、乳杆菌、类白喉棒状杆菌、放线菌、螺旋体、白假丝酵母菌、梭菌
鼻咽腔	葡萄球菌、甲型和丙型链球菌、肺炎链球菌、奈瑟菌、类杆菌
外耳道	葡萄球菌、类白喉棒状杆菌、铜绿假单胞菌、非致病性分枝杆菌
眼结膜	葡萄球菌、干燥棒状杆菌、奈瑟菌
胃	一般无菌
肠道	大肠埃希菌、产气肠杆菌、变形杆菌、铜绿假单胞菌、葡萄球菌、肠球菌、类杆菌、产气荚膜梭菌、破伤风梭菌、双歧杆菌、真细菌、乳杆菌、白假丝酵母菌
尿道	葡萄球菌、类白喉棒状杆菌、非致病性分枝杆菌
阴道	乳杆菌、大肠埃希菌、类白喉棒状杆菌、白假丝酵母菌

2. 正常菌群的生理学意义

- 生物拮抗(biological antagonism):正常菌群在宿主体内的正常寄居可以妨碍或抵御致病微生物的侵入与繁殖,对宿主起着保护作用。
- 营养作用:正常菌群在宿主体内,对宿主摄入的营养物质进行初步代谢、物质转化和合成代谢,形成一些有利于宿主吸收、利用的物质,甚至合成一些宿主自己不能合成的物质供宿主使用。
- 免疫作用:宿主的免疫系统有赖于抗原的刺激才能发育与成熟。正常菌群作为抗原可促进宿主免疫器官的发育,刺激免疫系统的成熟与免疫应答。
- 抗衰老作用:人一生的不同阶段,肠道正常菌群的构成与数量是不一样的,它们与人体的发育、成熟与衰老有着一定关联。

3. 延伸概念

- 正常微生物群与它们生存的环境(即宿主)之间存在相互依赖与相互制约的状态。这种状态始终处于动态过程之中。只要这种动态过程不会引起疾病,就被称为微生态平衡(microeubiosis)。
- 当宿主(免疫、营养及代谢等)、正常微生物群(种类、数量、位置等)或外界环境(理化和生物)等因素变化打破了微生态平衡,就会导致微生态失调(microdysbiosis),最常见的是菌群失调。
- 微生态学:它是从细胞水平或分子水平上研究微生物与宿主、环境三者之间相互关系的综合性学科。

二、机会致病菌

(1) 当正常菌群与宿主间的生态平衡失调时,一些正常菌群会成为“机会致病菌”(opportunistic pathogen)而引起宿主发病,故机会致病菌也称为“条件致病菌”(conditioned pathogen)。

(2) 常见的情况

- 正常菌群的寄居部位改变。
- 宿主免疫功能低下。
- 菌群失调。

第二节　细菌的致病作用

- 致病性(pathogenicity):细菌对宿主感染致病的能力。毒力(virulence)用于表示细菌致病性的强弱程度。一般常采用半数致死量(median lethal dose, LD_{50})或半数感染量(median infective dose, ID_{50})作为测定毒力的指标。
- 半数致死量(LD_{50})指即在一定条件下能引起50%的实验动物死亡的微生物数量或毒素剂量。半数感染量(ID_{50})是指能引起50%实验动物或组织细胞发生感染的微生物数量。微生物毒力

轻松一刻

【选议员】

民国时,有位姓周的先生参加选举省议员。选举前,各县议员纷纷赶来,送人情,拉选票,逢迎恭维,丑态百出。他的身边从早到晚围满了拉票的议员,有的请他吃饭,有的对他许愿,有的与他称兄道弟,有的甚至与他攀亲戚,其目的都是想让他投自己一票。周先生既不点头,也不摇头,一言不发。选举这一天,周先生在选票上草草写了几行字,投进票箱,扬长而去。

待开箱检票时,只见这张选票上一个人名也没写,却画了一只狗,底下写了四句打油诗:“欲选无合意,画个狗儿替。叫它当议员,好去放狗屁。”

越强，LD_{50} 或 ID_{50} 数值越小。

● 病原菌的毒力是由许多基因所决定的。这些致病性相关基因在病原菌的基因组内可以是散在存在的，也可以是簇集存在的。簇集存在的与细菌致病性相关的 DNA 序列称为致病岛（pathogenicity island，PAI）。

● 毒力岛的 GC 平均含量往往较大地偏离于细菌基因组的 GC 含量，提示毒力岛可能是通过水平转移获得的。

● 侵袭力是指致病菌突破宿主皮肤、黏膜等生理屏障，进入机体并在体内定植和繁殖扩散的能力。细菌的侵袭力包括与黏附、定植和产生侵袭性相关物质的能力。与侵袭力有关的物质主要有黏附素、荚膜、侵袭素、侵袭性酶类和细菌生物被膜等。

一、侵袭力（invasiveness）

（一）黏附素（adhensin）

黏附素是一类存在于细菌表面的与黏附相关的物质，可分为菌毛黏附素和非菌毛黏附素两大类。

表 1-6-2 列举了部分细菌的黏附素及其靶细胞受体。

表 1-6-2 部分细菌的黏附素及其受体

细菌名称	黏附素类型		靶细胞受体
	菌毛黏附素	非菌毛黏附素	
大肠埃希菌	Ⅰ型菌毛		D-甘露糖
	定居因子抗原Ⅰ		GM-神经节苷脂
	P 菌毛		P 血型糖脂
其他肠道细菌	Ⅰ型菌毛		D-苷露糖
淋病奈瑟菌	菌毛		GD1-神经节苷脂
金黄色葡萄球菌		脂磷壁酸	纤维连接蛋白
A 群链球菌		LTA-M 蛋白复合体	纤维连接蛋白
肺炎链球菌		表面蛋白	*N*-乙酰氨基己糖半乳糖
梅毒螺旋体		P1，P2，P3	纤维粘连蛋白
衣原体		表面凝集素	*N*-乙酰葡糖胺
肺炎支原体		P1 蛋白	唾液酸
霍乱弧菌		Ⅳ型菌毛	岩藻糖和甘露糖

（二）细菌的荚膜

荚膜（capsule）是细菌菌体表面的一种特殊结构。细菌的 M 蛋白、Vi 抗原、K 抗原等称为微荚

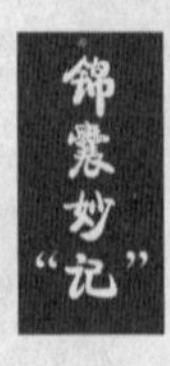

【革兰氏染色及抗酸染色结果】

革阳如男爱紫蓝，革阴似女喜红衫。

抗酸染色恰相反，阳是红来阴是蓝。

膜。它们在致病中的作用表现如下：

- 抗吞噬细胞吞噬。
- 抵抗体液中杀菌物质：如抗体、补体等。

（三）侵袭性酶类

（1）致病性葡萄球菌凝固酶，能使血浆中的可溶性纤维蛋白原转变为固态的纤维蛋白包绕在菌体表面，有利于抵抗宿主吞噬细胞的吞噬。A 群链球菌产生的透明质酸酶可分解细胞间质的透明质酸，利于细菌及其毒素的扩散。

（2）淋病奈瑟菌、脑膜炎奈瑟菌、血链球菌、口腔链球菌、流感嗜血杆菌等可产生 SIgA 的蛋白酶，分解免疫球蛋白 IgA，破坏黏膜的特异性防御功能。某些致病菌被吞噬细胞摄入后，可产生一些酶类物质抵抗杀灭作用，如葡萄球菌能产生过氧化氢酶，抵抗中性粒细胞的髓过氧化物酶的杀菌作用，有利于细菌随吞噬细胞在组织中播散。

（四）侵袭素

（1）细菌的这一侵袭能力受侵袭基因（invasive gene，inv）所控制。inv 基因编码产生侵袭素（invasin）。

（2）具有侵袭素的细菌：伤寒沙门菌、福氏志贺菌、侵袭性大肠埃希菌、淋病奈瑟菌、空肠弯曲菌等。

（五）细菌生物被膜

细菌生物被膜（biofilm）是由细菌及其所分泌的胞外多聚物（胞外多糖或蛋白质）附着在有生命或无生命材料表面后形成的膜状结构。

二、细菌的毒素（bacterial toxins）

（一）外毒素（exotoxin）

1. 特点

- 通常为蛋白质。
- 毒性作用强，对组织器官有选择性毒害作用。
- 一般不耐热，容易被破坏。
- 抗原性强。

2. 分类与作用

- 神经毒素（neurotoxin）：对神经系统有毒性作用。
- 细胞毒素（cytotoxin）：致组织细胞变性、坏死。
- 肠毒素（entertoxin）：引起肠黏膜细胞分泌功能紊乱。

3. 外毒素的种类及其毒性作用　详见表 1-6-3。

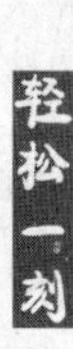

【今晚吃冷餐】

丈夫下班后回家，一进门儿就嚷嚷说："啊，咱们今晚上吃冷餐！""的确是吃冷餐，可你怎么知道的？"妻子好奇地问。"因为屋子里闻不到一丁点儿糊味！"丈夫回道。

表 1-6-3　外毒素的种类和作用机制

类型	产生细菌	外毒素	所致疾病	作用机制	症状和体征
神经毒素	破伤风梭菌	痉挛毒素	破伤风	阻断抑制性神经递质甘氨酸的释放	骨骼肌强直性痉挛
	肉毒梭菌	肉毒毒素	肉毒中毒	抑制胆碱能运动神经释放乙酰胆碱	肌肉松弛性麻痹
细胞毒素	白喉棒状杆菌	白喉毒素	白喉	灭活 EF-2,抑制细胞蛋白质合成	肾上腺出血,心肌损伤,外周神经麻痹
	金黄色葡萄球菌	毒性休克综合征毒素 1	毒性休克综合征	增强对内毒素作用的敏感性	发热、皮疹、休克
		表皮剥脱毒素	烫伤样皮肤综合征	表皮与真皮脱离	表皮剥脱性病变
	A 群链球菌	致热外毒素	猩红热	破坏毛细血管内皮细胞	发热、猩红热、皮疹
肠毒素	霍乱弧菌	肠毒素	霍乱	激活肠黏膜腺苷环化酶,增高细胞内 cAMP 水平	水和电解质平衡失调、腹泻、呕吐
	产毒素型大肠埃希菌	肠毒素	腹泻	不耐热肠毒素,耐热肠毒素,使细胞内 cGMP 增高	同霍乱肠毒素
	产气荚膜梭菌	肠毒素	食物中毒	同霍乱肠毒素	呕吐为主、腹泻
	金黄色葡萄球菌	肠毒素	食物中毒	作用于呕吐中枢	呕吐、腹泻

(二) 内毒素(endotoxin)

1. 特点

- 多为 G^- 菌的细胞壁物质。
- 化学成分是脂多糖(LPS)。
- 理化性质稳定,耐热,LPS 污染后不易被灭活。
- 不能用甲醛脱毒成类毒素。
- 毒性作用相对较弱 且对组织无选择性。

2. 作用

- 致发热反应。
- 引起白细胞数量变化。
- 内毒素血症与内毒素休克。

3. 外毒素与内毒素的主要区别　见表 1-6-4。

随想心得

表 1-6-4　外毒素与内毒素的主要特性区别

区别要点	外毒素	内毒素
来源	革兰阳性菌与部分革兰阴性菌	革兰阴性菌
编码基因	质粒或前噬菌体或染色体基因	染色体基因
存在部分	从活菌分泌出,少数菌崩解后释出	细胞壁组分,菌裂解后释出
化学成分	蛋白质	脂多糖
稳定性	60～80℃,30 分钟被破坏	160℃,2～4 小时才被破坏
毒性作用	强,对组织器官有选择性毒害效应,引起特殊临床表现	较弱,各菌的毒性效应大致相同,引起发热、白细胞增多、微循环障碍、休克、DIC 等全身反应
抗原体	强,刺激机体产生抗毒素;甲醛液处理脱毒形成类毒素	弱,刺激机体产生的中和抗体作用弱;甲醛液处理不形成类毒素

三、体内诱生抗原

只有在细菌侵入宿主体内才诱导表达的基因,称为体内诱生抗原(in vivo induced antigen, IVIA)。其中有些体内诱导基因与致病性密切相关。研究表明绝大多数病原菌都有体内诱导表达基因存在。

四、超　抗　原

超抗原是一类具有超强能力刺激淋巴细胞增殖和刺激产生过量 T 细胞及细胞因子的特殊抗原,其刺激淋巴细胞增殖的能力是植物凝集素的数千倍。

五、免疫病理损伤

有些本来没有直接毒性的抗原物质,有可能通过激活机体免疫应答,基于超敏反应机制引起组织细胞免疫病理性损伤,最终导致疾病。如长期或反复链球菌感染,可通过Ⅲ型变态反应引起肾小球肾炎、风湿性关节炎、风湿性心脏病等;结核杆菌可通过Ⅳ型变态反应引起免疫病理损伤。

第三节　宿主的抗感染免疫

一、概　　念

(1) 病原微生物或其产物进入机体时,机体首当其冲就面临一个对病原微生物及其产物的识别。识别这些外来异物后,通过天然免疫(innate immunity)机制和获得性免疫(acquired immunity)机制清除进入机体的外来异物。这个过程称为机体的抗感染免疫。天然免疫也称固有免疫(intrinsic immunity),获得性免疫也称适应性免疫(adaptive immunity)。

(2) 机体天然免疫系统对病原体的识别是通过"病原体相关分子模式"(pathogen-associated mo-

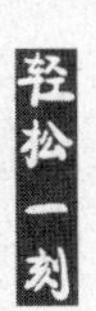

【感想】

甲:"你背得出杜甫的《茅屋为秋风所破歌》吗?"乙:"怎么背不出! 最后一句是:'安得广厦千万间,大庇天下寒士俱欢颜,呜呼! 何时眼前突兀见此屋,吾庐独破受冻死亦足!'"甲:"能谈谈感想吗?"乙:"杜先生要是来当我们的房管所头头就好啦!"

lecular pattern,PAMP)与宿主体内的“模式识别受体”(pattern recognition receptor,PRR)之间的特异性结合来实现的,这种识别称模式识别。

二、固有免疫

(一) 病原体相关分子模式(PAMP)

(1) 病原体体内存在一些进化上非常保守的、与致病性相关的、能与宿主体内的模式识别受体特异性结合的结构称为“病原体相关分子模式”(PAMP)。

(2) PAMP 往往不是完整的分子,通常是一些病原体相关分子中的某些片段或模体(motif)。

(3) 细菌细胞壁的成分如肽聚糖(peptidoglycan,PGN)和脂多糖(lipopolysaccharide,LPS)、细菌蛋白、细菌脂类以及细菌和病毒的核酸残基等都可能成为 PAMP。微生物种类繁多,它们的抗原分子数不胜数。但若从分子结构中抽提出“分子模式”,就可以把无限的抗原特异性种类归纳为有限的“分子模式”。因此,PAMP 的数量是有限的。模式识别是机体内的一种经济的识别方式。

(二) 模式识别受体(PRR)

PRR 是存在于机体血清中、免疫细胞膜表面甚至细胞质内的与识别 PAMPs 有关的受体。PRR 在机体内的特异性种类是有限的。PRR 对 PAMP 的结合不是刚性的和十分准确的,只要两者在结合部位基本适合,就可结合且可通过分子振动提高结合的适合度,实现柔性结合。PRR 对抗原非钢性结合的“模式识别”大大提高了机体对外来异物识别的有效性。

三、天然免疫的构成与功能

(一) 屏障结构

1. 皮肤与黏膜

(1) 阻挡和排除作用。

(2) 分泌多种抗菌物质:如乳酸、脂肪酸、溶菌酶等。

(3) 正常菌群对外来菌的拮抗作用。

2. 血脑屏障(blood-brain barrier,BBB) 血脑屏障由软脑膜、脉络膜、脑毛细血管和星状胶质细胞等组成。通过脑毛细血管内皮细胞层的紧密连接和吞饮作用,阻挡病原体及其毒性产物从血流进入脑组织或脑脊液,从而保护中枢神经系统。

3. 血胎屏障(blood-placenta barrier) 由母体子宫内膜的基蜕膜和胎儿绒毛膜共同组成。此屏障可防止母体内的病原微生物进入胎儿体内,保护胎儿免受感染。

(二) 吞噬细胞

1. 吞噬过程(phagocytosis)

- 趋化:吸引吞噬细胞穿过毛细血管壁,聚集到局部炎症部位。

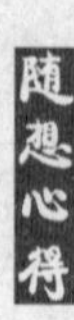

- 识别与黏附：吞噬细胞表面受体，识别病原表面分子。
- 吞入：吞噬细胞伸出伪足，吞入病原体形成吞噬体。
- 杀灭与消化：吞噬细胞内的超氧阴离子（活性氧、活性氮）以及各种溶菌酶的作用杀灭并消化细菌。
- 吞噬细胞对细菌的吞噬和消化过程示意图。

2. 吞噬作用的结果

- 完全吞噬。
- 抗原提呈。
- 组织损伤。

（三）体液因素的作用

1. 补体的生物学活性

- 溶解和杀伤作用：C56789 攻膜复合物的作用。
- 趋化作用：C3a、C5a 等吸引吞噬细胞进入病灶。
- 促吞噬作用：通过 C3b 介导免疫黏附，促进吞噬。

2. 溶菌酶　血清、唾液、泪液、乳汁和黏膜分泌液中的溶菌酶，可作用于革兰阳性菌的胞壁肽聚糖，使细菌细胞壁裂解而溶菌。

3. 抗微生物肽　抗微生物肽是一类富含碱性氨基酸的小分子多肽，一般只有十多个到四十多个氨基酸。其杀菌机制是破坏细菌细胞膜的完整性，使细菌细胞溶解死亡。

四、适应性免疫

（一）概念

（1）适应性免疫（adaptive immunity）也称获得性免疫，是机体在接触病原之后或接受抗原刺激之后形成的免疫反应，其作用具有高度特异性和记忆性。

（2）获得性免疫包括体液免疫及细胞免疫，分别由 B 淋巴细胞和 T 淋巴细胞所介导。

（二）体液免疫

（1）抑制病原体黏附。

（2）调理吞噬作用：抗体与补体可激活吞噬细胞吞噬功能。

（3）中和毒素毒性，故这类抗体也称为“抗毒素”。

（4）抗体和补体的联合溶菌作用。

（5）依赖抗体的细胞毒作用。

（三）细胞免疫

1. 细胞毒性 T 细胞（cytotoxic T lymphocyte，CTL）　通过穿孔素、颗粒酶、细胞凋亡机制杀伤靶细胞。

轻松一刻

【火钳妙用】

一家人在吃饭，儿子十分感慨地说：“先进与落后，在餐具上也能体现出来。外国人用的是金属刀叉，而我们用的却是两根竹筷子。”“你是不是嫌轻了点？”父亲从火盆上抄起火钳塞在儿子手中，“给，你用这个吃，也是金属的！”

2. Th1 细胞的作用 分泌一系列细胞因子，招引吞噬细胞浸润、增强吞噬功能。

（四）黏膜免疫

人体与外界接触的黏膜表面，是病原微生物侵入的主要门户。分布在消化道、呼吸道及其他部位黏膜下的淋巴样组织，构成了机体局部黏膜防御系统，称为黏膜免疫系统。

五、抗胞内菌感染的免疫

（1）特异性抗体不能进入细胞内发挥作用，抗胞内菌感染的主要依靠细胞免疫。
（2）吞噬细胞、NK 细胞在杀伤靶细胞中发挥重要作用。
（3）细胞免疫中的多种细胞因子强化吞噬细胞功能。
（4）特异性抗体对胞内菌的作用。

第四节 感染的发生发展与结局

一、感染的来源与传播

1. 内源性 病人。
2. 外源性 病人、带菌者、病畜及带菌动物。
3. 传播途径 呼吸道、消化道、泌尿生殖道、性传播、皮肤创伤和节肢动物叮咬等。

二、感染的发生

感染的发生取决于三方面的因素：
（1）机体的免疫状态。
（2）细菌因素：细菌毒力、数量与侵入途径。
（3）环境和社会因素。

三、感染的类型

1. 隐性感染（inapparent infection）
2. 显性感染（apparent infection）
- 按病情缓急：急性感染（acute infection）、慢性感染（chronic infection）。
- 按感染部位：局部感染（localized infection）、全身感染（systemic infection）。
- 全身感染（systemic infection）：毒血症（toxemia）、内毒素血症（endotoxemia）、菌血症（bacteremia）、败血症（septicemia）、脓毒血症（pyemia）。

第五节 医院感染

1. 医院感染（hospital infection） 是指病人或医务人员在医院环境内发生的感染。常见的医院

感染微生物见表1-6-5。

表1-6-5　常见的医院感染微生物

感染部位	微生物
尿道感染	大肠埃希菌,克雷伯菌,变形杆菌属,沙雷菌属,铜绿假单胞菌,肠球菌属,白色念珠菌(白假丝酵母菌)
呼吸道感染	噬血流感杆菌,肺炎链球菌,金黄色葡萄球菌,肠杆菌科,呼吸道病毒
伤口和皮肤溃疡	金黄色葡萄球菌,大肠埃希菌,变形杆菌属,厌氧性细菌,肠球菌属,凝固酶阴性葡萄球菌
胃肠道感染	沙门菌属,宋内志贺菌,肠道病毒

2. 医院感染的特点

- 主要为机会致病菌。
- 常具有耐药性。
- 常发生种类的变迁。

3. 医院感染的危险因素

(1) 诊疗技术。

(2) 侵入性(介入性)检查与治疗。

(3) 损害免疫系统的因素。

(4) 其他危险因素。

4. 医院感染的防控措施

(1) 消毒灭菌。

(2) 隔离预防。

(3) 合理使用抗菌药物。

(4) 此外,还应对医院重点部门密切监测和预报。一次性使用的医用器具、医院污物等应按照有关部门的规定和要求来规范化管理或毁坏处理,以期切断医院感染的传播途径,有效预防及控制医院感染。

词汇速记

blood[blʌd] *n.* 血;〈记〉hemo 血的(例,hemoglobin 血红蛋白);〈注〉flood 洪水

campylobacter 弧状杆菌;campylo 弧状 /例,campylospermous 弧状的,种子弯生的 /+bacter 杆菌

candida[ˈkændidə] *n.* 假丝酵母

capsule[ˈkæpsjuːl] *n.* 胶囊;〈记〉encapsule 包裹(en 使)

conversion[kənˈvəːʃən] *n.* 转变;con 共同〔例,connect 联系〕+vers 转变〔例,conversation 对话〕+ ion 名词后缀

defective[diˈfektiv] *adj.* 有缺陷的,(智商或行为有)欠缺的;de 不+fect→fact 做〔例,manufacture 制造〕+ive 形容词后缀→ 没做好→没造好→缺陷

轻松一刻

【延长生命】

一位男子被告知只有6个月可活了,他非常着急,"医生。"他问,"我还有什么努力可做的吗?""有啊,医生回答,首先,把你的所有财产分给穷人;其次,搬到又冷又潮的林间小屋去住;然后再娶一个拉扯着9个幼小孩子的女人。"病人:"这能使我的生命延长吗?"医生:"不,但它能使这6个月成为你一生中最漫长的6个月。"

differential[ˌdifəˈrenʃəl] *adj.* 鉴别的,有差别的;differ 不同+ential 的→不同的

drug[drʌg] *n.* 药物,毒品;同义词:medicine

endotoxin[ˌendəuˈtɔksin] *n.* 内毒素;endo 内〔例,endocrine 内分泌〕+tox 毒+in 素

enterovirus[ˌentəˈrɔtəmi] *n.* 肠病毒;entero 肠〔例,enterology 肠病学〕+virus 病毒

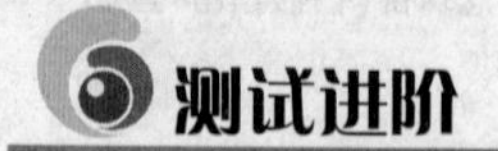

测试进阶

(一) 名词解释

(1) inapparent infection

(2) endogenous pyrogens

(3) microcolone

(4) negri body

(5) infection

(6) LD_{50}(median lethal dose)

(7) ID_{50}(median infective dose)

(8) invasion

(9) toxiemia

(10) septicemia

(11) endogenous infection

(12) carrier

(二) 填空题

(1) 由细菌合成并分泌到细胞外的酶称为胞外酶,有些胞外酶具有致病效应,如______、______等。

(2) 细菌色素可分为______和______两类。

(三) 选择题

【A 型题】

(1) 关于细菌生长代谢中所需的无机盐,错误的描述是

A. 构成菌体成分

B. 调节菌体内外渗透压

C. 代谢能量的主要来源

D. 促进酶的活性

E. 某些元素与细菌的生长繁殖及致病作用密切相关

(2) 下列描述不正确的是

A. 病原菌只进行厌氧呼吸

B. 病原菌只进行需氧呼吸

C. 以分子氧为受氢体称需氧呼吸

D. 发酵必须在无氧条件下进行

E. 以有机物为受氢体称为发酵

(3) 属于选择培养基的是

A. 血琼脂平板

B. 伊红亚甲蓝培养基

C. 庖肉培养基

D. SS 琼脂平板

E. 肉汤培养基

(4) 与致病性无关的代谢产物

A. 外毒素

B. 内毒素

C. 侵袭性酶

D. 热原质

E. 细菌素

(5) 造成菌群失调的原因是

A. 生态制剂的大量使用

B. 正常菌群的遗传特性明显改变

C. 正常菌群与其他微生物的接触

D. 正常菌群的组成和数量发生明显改变

E. 环境因素明显改变正常菌群的耐药性

(6) 属于肠道正常菌群的细菌是

A. 军团菌

B. 布氏杆菌

C. 双歧杆菌

D. 分枝杆菌

E. 副溶血性弧菌

(7) 条件致病菌引起感染的条件之一是

A. 正常菌群的耐药性改变

B. 正常菌群的遗传性状改变

C. 正常菌群的寄居部位改变

D. 各种原因造成的免疫功能亢进

随想心得

E. 肠蠕动减慢使细菌增多

(8) 关于正常菌群的叙述，错误的是

A. 正常菌群、宿主与外界环境间应维持动态平衡

B. 一般情况下正常菌群对人体有益无害

C. 口腔中的正常菌群主要为厌氧菌

D. 肠道正常菌群随饮食种类的变化而变化

E. 即使是健康胎儿，也携带正常菌群

(9) 关于菌群失调症的叙述，不正确的是

A. 菌群失调症可使用生态制剂治疗

B. 正常菌群的组成和数量发生明显改变，称之为菌群失调

C. 免疫功能低下可引起菌群失调症

D. 长期使用抗生素造成正常菌群成员的耐药性发生改变，可引起生态失调

E. 菌群失调状态进一步发展引起一系列临床症状和体征，称之为菌群失调症

(10) 利于细菌在体内扩散的物质是

A. 菌毛

B. 荚膜

C. M 蛋白

D. 血浆凝固酶

E. 玻璃酸酶

(四) 问答题

(1) 简述细菌生长所需要的营养物质及其主要作用。

(2) 简述细菌生长繁殖的条件及过程。

(3) 细菌的酶在新陈代谢过程中有何作用。

(4) 简述细菌的能量代谢。

(5) 简述细菌的呼吸类型。

(6) 简述巨噬细胞的依氧杀菌机制。

(7) 细胞免疫在抗感染免疫中是如何发挥作用的?

(8) 试述机体的天然抵抗力。

(9) 试述细菌外毒素的特性及主要的致病机制。

(10) 试述细菌内毒素的化学本质、结构及其主要生物学活性。

(11) 试述机会致病菌的主要特点。

轻松一刻

【发病原因】

医生瞪着凶狠的眼睛问病人:"你感到哪里不舒服?"

病人:"我心里感到难受。"

医生:"有多长时间了?"

病人:"从见到您开始。"

第七章　细菌感染的检查方法与防治原则

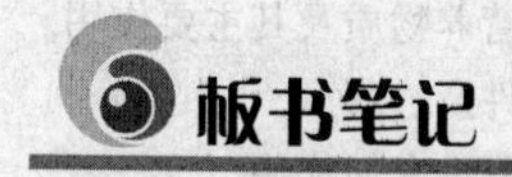

第一节　细菌感染的实验诊断

细菌感染的实验室检验方法见图 1-7-1。

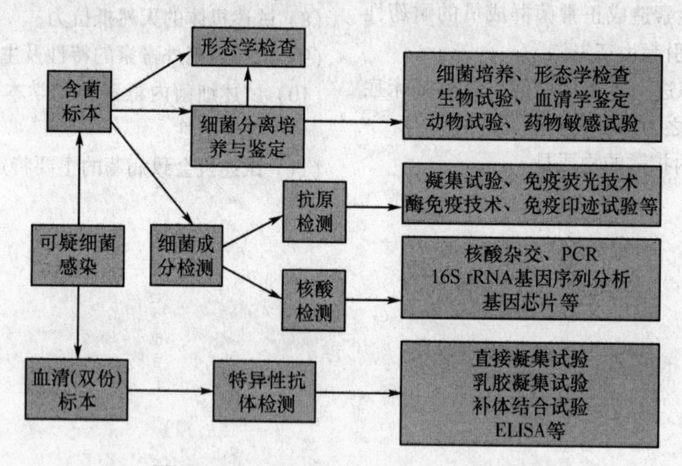

图 1-7-1　细菌感染的实验室检验方法

一、临床标本的采集与运送原则

1. 采集

- 早期采集。
- 无菌操作。
- 选感染部位。
- 最佳时间采集。
- 双份血清。

2. 运送

- 做好标记。

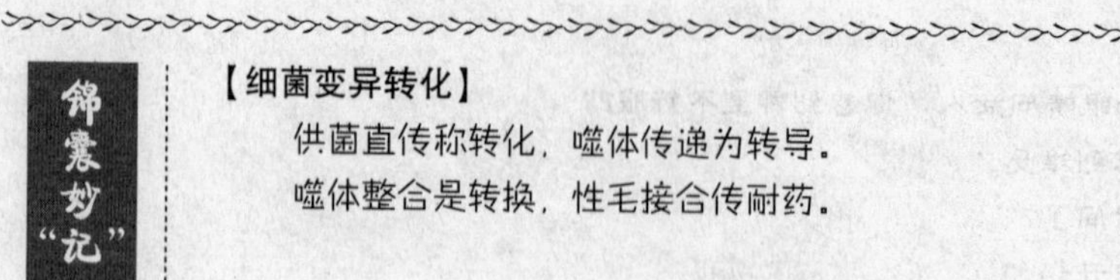

- 置于密闭容器内。
- 尽快送检。

二、细菌的检测

（一）细菌的形态学检查

1. 不染色标本　主要用于检查在生活状态下细菌的动力及其运动情况(暗视野显微镜+相差显微镜)。

2. 细菌的染色

- 革兰染色。
- 抗酸染色。
- 荧光金胺O染色。
- 其他特殊染色。

（二）细菌分离培养与鉴定

细菌分离培养与鉴定的一般程序见图1-7-2。

1. 细菌的分离培养

- 培养基的成分。
- pH。
- 培养时间。
- 温度。
- 气体环境。

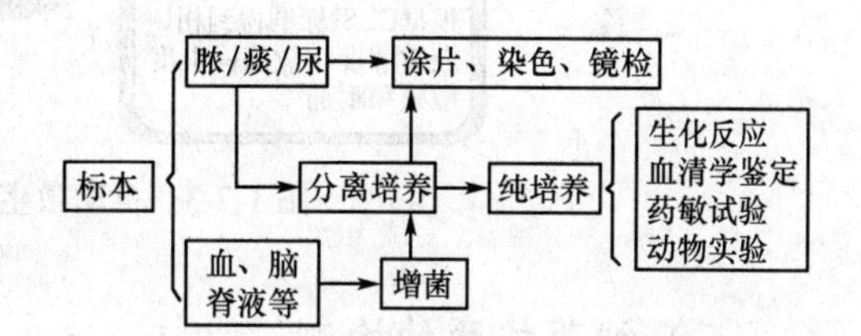

图1-7-2　细菌检查的一般程序

2. 生化试验　肠道感染细菌在含铁双糖培养基上的生化反应。

3. 血清学鉴定

- 利用已知的特异性抗体检查未知的纯培养细菌。
- 对细菌进行种、群、型的鉴定。

4. 动物试验

5. 药物敏感试验

- 最低抑菌浓度(minimum inhibitory concentration, MIC):能够完全抑制培养基中细菌生长的最低药物浓度。
- 最低杀菌浓度(minimum bactericidal concentration, MBC):能够杀死培养基中细菌的最低药物浓度。
- 纸片扩散法:含有定量抗生素的纸片贴在已接种待检病原菌的琼脂平板上,纸片上的抗生素向周围琼脂中扩散,形成了逐渐减小的药物浓度梯度。由于致病菌对各种抗生素的敏感程度不同,在药物纸片周围便出现抑制病原菌生长而形成的大小不同的抑菌环。根据抑菌环的有无和大小来

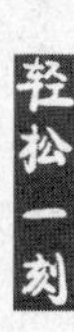

【Sorry five】

某人刻苦学习英语,终有小成。一日上街不慎与一老外相撞,忙说:“I am sorry.”老外应道:“I am sorry too.”某人听后又道:“I am sorry three.”老外不解,问:“What are you sorry for?”某人无奈,道:“I am sorry five.”

判定试验菌对该抗菌药物敏感程度。

- 稀释法：以一定浓度的抗菌药物与含有待检细菌的培养基进行一系列不同倍数稀释(通常为双倍稀释)，经培养后观察其最低抑菌浓度。琼脂稀释法——使用琼脂培养基；肉汤稀释法——使用肉汤培养基。
- 抗生素连续梯度法(E-test 法)：将稀释法和扩散法的原理相结合，使用预先设定的稳定且连续的抗菌药物浓度梯度，采用琼脂培养基培养以确定不同抗菌药物对微生物的最低抑菌浓度(MIC)。

6. 自动微生物鉴定及药敏分析系统 将培养基上分离的可疑致病菌配制成纯菌液，放入自动微生物鉴定及药敏分析系统中，通过计算机自动扫描、读数、分析、最后报告鉴定及药敏结果(图 1-7-3)。

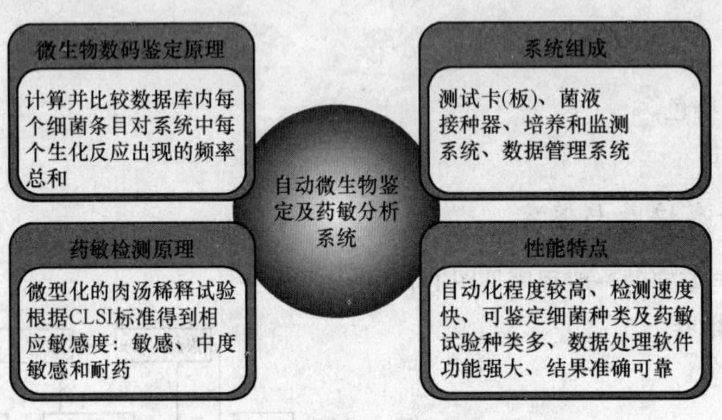

图 1-7-3 自动微生物鉴定及药敏分析系统

(三) 细菌抗原的检测

1. 凝集试验 用已知抗体检测待检标本中未知的颗粒性抗原。

2. 协同凝集试验 IgG 的 Fc 段与金黄色葡萄球菌的 SPA 结合，Fab 段与细菌抗原结合后，可使金黄色葡萄球菌发生肉眼可见的凝集现象。

3. 免疫荧光技术 用已知的荧光抗体检测待检标本中的未知抗原，借助荧光显微镜观察。

4. 对流免疫电泳 利用双向琼脂扩散与电泳技术相结合的方法。由于电泳和电渗作用，抗原向正极移动，抗体向负极移动，在比例合适处形成肉眼可见的沉淀线。

5. 酶免疫技术 用酶标记的抗体检测特异性可溶性抗原的实验技术。

(四) 细菌核酸的检测

(1) PCR(含 RT-PCR、real time PCR 等)。
(2) 核酸杂交技术。

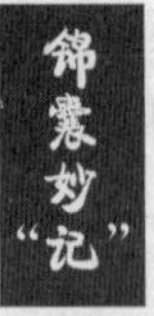

【分离微生物常用培养基种类及用途】

细菌常规血平板，肠杆 S 中国蓝。
远藤伊红麦糠凯，抑杀杂菌长阴杆。
碲盐平板选白喉，结核罗氏含鸡蛋。
鲍金平板百日咳，脑淋熟血二氧碳。
副溶金葡用高盐，霍乱胨水宜高碱。
真菌沙氏长得好，钩体柯氏养数天。 细菌一旦失去细胞壁的保护作用，在相对低渗环境中会变形、裂解而死亡。

(3) 16S rRNA 基因序列分析。

(五) 生物芯片技术

(1) 将核酸片段、蛋白质或酶、抗原或抗体、细胞及组织等生物样品有序地固定于硅片、尼龙膜等固相支持物上，在一定的条件下进行生化反应。用化学荧光法、酶标法或同位素法显示反应结果，通过特定的仪器读取与收集数据，并用软件进行数据分析，从而判断样品中靶分子的种类和数量。

(2) 生物芯片的分类

- 基因芯片(gene chips)，又称 DNA 芯片。
- 蛋白质芯片。
- 细胞芯片。
- 组织芯片。
- 糖芯片。

(3) 生物芯片的用途

- 微生物感染的快速诊断：对某些病原体，如细菌、真菌和病毒进行多重快速检查与鉴别。
- 微生物变异机制和耐药机制的研究。
- 微生物基因分型及分子流行病学的调查。
- 微生物基因组及后基因组的研究：可研究病原体基因的序列、转录表达、抗原的表达及细菌糖链的特异性研究。
- 抗微生物感染药物的研制等。

三、细菌感染的血清学诊断

(1) 用已知的细菌或其特异性抗原检测病人血清或其他体液中的抗体及其效价的变化，可以作为感染性疾病的辅助诊断(表 1-7-1)。

(2) 由于本实验多采取病人血清检测抗体，故常称为血清学诊断(serological diagnosis)。

(3) 一般适用于抗原性较强的细菌，以及病程较长的感染性疾病。也可用于调查人群对某病原菌的免疫应答水平以及检测疫苗接种后的预防效果。

表 1-7-1　细菌性感染的血清学诊断

血清学试验	疾病举例	血清学试验	疾病举例
直接凝集反应	肥达试验、外斐试验	补体结合试验	Q 热
乳胶凝集试验	脑膜炎奈瑟菌、流感嗜血杆菌	中和试验	风湿热(抗 O 试验)
沉淀试验	梅毒	酶联免疫吸附试验	各类微生物感染
间接免疫荧光技术	各类微生物感染		

第二节　细菌感染的特异性预防

机体获得特异性免疫力的方式见表 1-7-2。

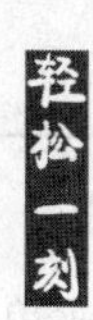

【写给自己的信】

一家精神病医院中，某个病人在写信，护士看到了就很好奇地问他："你要写给谁？"病人："写给我自己！"护士："那你都写些什么呢？"病人："你精神病啊！！我还没收到怎么知道？"

表 1-7-2 机体获得特异性免疫力的方式

自然免疫	人工免疫
主动免疫:隐性或显性感染	主动免疫:疫苗或类毒素等
被动免疫:获得母体的 Ab(胎盘/初乳)	被动免疫:抗毒素或丙种球蛋白等

一、人工主动免疫

1. 人工主动免疫 人工主动免疫(artificial active immunization)是将疫苗或类毒素接种于人体,刺激机体免疫系统产生特异性免疫应答,机体主动产生获得性免疫力的一种防治微生物感染的措施,主要用于特异性预防。采用人工主动免疫方法通常称为预防接种(prophylactic inoculation)或疫苗接种(vaccination)。

2. 疫苗的种类

- 死疫苗:伤寒疫苗、霍乱疫苗。
- 活疫苗(减毒活疫苗):卡介苗(BCG)。
- 亚单位疫苗:肺炎链球菌荚膜多糖。
- 基因工程疫苗。
- 载体疫苗。
- 核酸疫苗。

3. 死疫苗

- 死疫苗(killed vaccine):用物理、化学方法杀死病原微生物,但仍保持其免疫原性的生物制剂。
- 常用的有伤寒、霍乱、流行性脑膜炎、钩端螺旋体病等灭活疫苗。

4. 活疫苗(减毒活疫苗)

- 减毒活疫苗(attenuated vaccine)是通过毒力变异或人工选择法(如温度敏感株)而获得的减毒或无毒株,或从自然界直接选择出来的弱毒或无毒株经培养后制成的疫苗。
- 常用的有 BCG、鼠疫、炭疽、脊髓灰质炎、麻疹等减毒活疫苗。

死疫苗与活疫苗的比较见表 1-7-3。

表 1-7-3 活疫苗与死疫苗的比较

区别点	活疫苗	死疫苗
制品特点	减毒或无毒的疫苗	死菌,仍保持免疫原性
制备方法	通过非正常培养减毒株	通过物理化学方法使病原体失活
接种次数和接种量	1 次,量小	2~3 次,量大
接种反应	可在体内增殖,类似轻型感染或隐性感染	在体内不增殖,可出现发热、全身或局部肿痛等反应
免疫的类型	体液免疫和细胞免疫	体液免疫
免疫效果	1~5 年	0.5~1 年
毒力回升与安全性	有可能,对免疫缺陷者有危险	不可能,安全性好
疫苗的稳定性	相对不稳定	相对稳定
保存	不易保存,4℃存活 2 周,真空冻干可长期保存	易保存,4℃可保存 1 年以上

5. 亚单位疫苗

- 利用微生物的保护性抗原制成的不含有核酸、能诱发机体产生免疫应答的疫苗,称为亚单位疫苗(subunit vaccine)。

- 举例:肺炎链球菌、脑膜炎奈瑟菌和流感嗜血杆菌表面的荚膜多糖,钩端螺旋体的外膜蛋白等。

6. 基因工程疫苗　利用基因工程技术把编码病原体保护性抗原表位的目的基因,导入原核或真核表达系统后,用表达的保护性抗原所制成疫苗称为基因工程疫苗(gene engineered vaccine)。

7. 重组载体疫苗　将编码某一蛋白抗原的基因转入减毒的病毒或细菌而制成的疫苗。转入的目的基因可整合到细菌或病毒的基因组上或以质粒的形式存在。

8. 核酸疫苗　核酸疫苗(nucleic acid vaccine)也称DNA疫苗。是将编码保护性抗原的基因重组到质粒真核表达载体上,然后将重组的质粒DNA直接注射到宿主体内,外源基因在体内所表达的抗原能刺激机体产生免疫应答。

9. 类毒素

- 外毒素经0.3%~0.4%甲醛处理后,失去了毒性但仍保持免疫原性的生物制品。加入吸附剂(佐剂)氢氧化铝后便制成精制类毒素(toxoid)。
- 吸附剂可延缓类毒素在体内的吸收时间,刺激机体产生足量的抗毒素。
- 举例:白喉类毒素、破伤风类毒素。

二、人工被动免疫

1. 人工被动免疫　人工被动免疫(artificial passive immunization)是输入含有特异性抗体的免疫血清、纯化免疫球蛋白抗体或细胞因子等免疫制剂,使机体立即获得特异性免疫力的过程,可用于某些急性传染病的紧急预防和治疗。

2. 抗毒素(antitoxin)

- 将类毒素或外毒素给马进行多次免疫后,待马匹产生高效价抗体后采血,分离血清,提取其免疫球蛋白精制成抗毒素制剂。
- 主要用于外毒素所致疾病的治疗和紧急预防。临床常用的有破伤风、白喉精制抗毒素、肉毒抗毒素以及气性坏疽多价抗毒素等。
- 使用这种异种抗毒素时应注意避免Ⅰ型超敏反应的发生。

3. 丙种球蛋白

- 血清丙种球蛋白是从正常人血浆中提取的丙种球蛋白制剂。
- 胎盘丙种球蛋白是从健康产妇的胎盘或婴儿脐带血液中提制而成,主要含有丙种球蛋白。
- 主要用于对某些疾病的应急预防及烧伤患者预防细菌感染。

4. 两种人工免疫方法的比较　见表1-7-4。

表1-7-4　两种人工免疫方法的比较

区别点	人工主动免疫	人工被动免疫
免疫物质	抗原	抗体或细胞因子等
接种次数	1~3次	1次
免疫出现时间	慢(注射后2~4周)	快(注射后立即出现)
免疫维持时间	长(数月至数年)	短(2~3周)
用途	多用于预防	多用于治疗或紧急预防

第三节　细菌感染的治疗原则

1. 主要采用抗菌药物来治疗细菌感染

● 抗菌药物一般是指具有杀菌或抑菌活性的药物以及由微生物合成的抗生素类药物。

● 正确合理应用抗菌药物是提高疗效、降低不良反应发生率以及减少或减缓细菌耐药性发生的关键。

2. 抗菌药物治疗性应用的基本原则

● 诊断为细菌性感染者,方有指征应用抗菌药物。

● 尽早查明感染病原,根据病原种类及细菌药物敏感试验结果选用抗菌药物。

● 按照药物的抗菌作用特点及其体内过程特点选择用药。

● 抗菌药物治疗方案应综合患者病情、病原菌种类及抗菌药物特点制订。

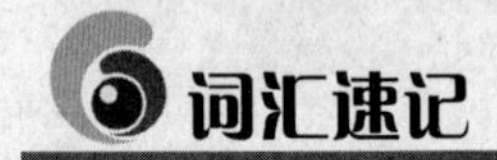

etiology[ˌiːtiˈɔlədʒi] *n.* 病因学;eti 病因+ology 学科〔例,cardiology 心脏病学〕

fever[ˈfiːvə] *n.* 发热

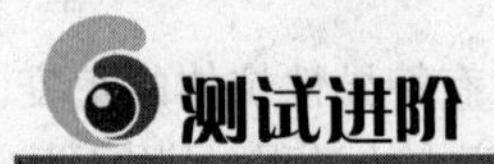

（一）名词解释

(1) 活菌苗

(2) 人工自动免疫

（二）问答题

(1) 试述真菌学快速诊断方法。

(2) 人工主动免疫的方法和特点。

随想心得

第八章　球　菌

板书笔记

化脓性球菌
- 革兰阳性菌:葡萄球菌、链球菌、肺炎链球菌。
- 革兰阴性菌:脑膜炎奈瑟菌、淋病奈瑟菌。
- 生物学性状:球形,无鞭毛,无芽胞。

第一节　葡萄球菌属

一、金黄色葡萄球菌

(一) 生物学性状

1. 形态与染色

(1) 球形,葡萄串状,革兰染色阳性(G^+)。

(2) 在青霉素等的作用下可变为 L 型,无鞭毛、芽胞,体外培养无荚膜。

2. 培养特性

(1) 易培养:普通平板、血平板。

(2) 有色素:金黄色、白色、柠檬色。

(3) 有些菌溶血:产生溶血环。

3. 生化反应

(1) 触酶试验阳性。

(2) 多数菌分解葡萄糖、麦芽糖和蔗糖,产酸不产气。

(3) 致病菌分解甘露醇。

4. 抗原:SPA

(1) 抗吞噬作用,在吞噬反应中抑制 IgG 调理素促吞噬和杀菌作用。

(2) 对人类 B 细胞具有促有丝分裂因子的作用等。

(3) A 蛋白还有激活补体替代途径等活性。

(4) 它与人及多种哺乳动物血清中的 IgG 的 Fc 段非特异结合,因而可用含 SPA 的葡萄球菌作为载体,结合特异性抗体,进行协同凝集试验,用于多种抗原的检测。

(5) 协同凝集试验:将针对可溶性抗原的 IgG 抗体与葡萄球菌(SPA)结合,然后加入待测标本,若标本中含有相应的可溶性抗原,则抗原抗体结合,使葡萄球菌聚集,出现凝集现象。

5. 分类

(1) 根据色素、生化反应等表型分类见表 1-8-1。

表 1-8-1 金黄色、表皮、腐生葡萄球菌的比较

性状	金黄色葡萄球菌	表皮葡萄球菌	腐生葡萄球菌	性状	金黄色葡萄球菌	表皮葡萄球菌	腐生葡萄球菌
菌落色素	金黄色	白色	白色或柠檬色	耐热核酸酶	+	-	-
血浆凝固酶	+	-	-	磷壁酸类型	核糖醇型	甘油型	两者兼有
分解葡萄糖	+	+	-	噬菌体分型	多数能	不能	不能
甘露醇发酵	+	-	-	致病性	强	弱	无
α 溶血素	+	-	-	新生霉素	敏感	敏感	耐药
A 蛋白	+	-	-				

(2) 根据有无凝固酶分型:凝固酶阴性菌、凝固酶阳性菌。

(3) 根据核酸分析的遗传学分型。

- 依据 16S rRNA 不同分为 40 个种和 24 个亚种。
- 噬菌体分型:Ⅰ ~ Ⅳ群。Ⅲ群引起葡萄球菌肠毒素食物中毒。

6. 抵抗力

(1) 葡萄球菌对外界因素的抵抗力强,对碱性染料甲紫敏感。

(2) 耐热:60℃,1 小时或 80℃,30 分钟方能杀死。

(3) 耐盐:能在 10% ~ 15% NaCl 中生长。

(4) 耐药:易产生耐药性,特别对青霉素。

(5) 多重耐药 MRSA(methicillin-resistant *S. aureus*)。

(二) 金黄色葡萄球菌致病性

金黄色葡萄球菌的致病物质及所致疾病见表 1-8-2。

表 1-8-2 金黄色葡萄球菌致病物质及所致疾病

致病物质	致病作用与所致疾病
毒素	
葡萄球菌溶素(staphylolysin)	毒素性疾病,损伤细胞膜
杀白细胞素(leukocidin)	食物中毒,损伤细胞膜
肠毒素(enterotoxin)	假膜性肠炎
表皮剥脱毒素(exfoliatin)	烫伤样皮肤综合征
毒性休克综合征毒素-1(TSST-1)	毒性休克综合征,发热,多器官系统的功能紊乱
酶	
凝固酶(coagulase)	侵袭性疾病,抗吞噬 局限化及形成血栓
透明质酸酶(扩散因子)	降解结缔组织的透明质酸
葡激酶(纤维蛋白溶酶)	水解纤维素
脂酶	分解脂肪
耐热核酸酶(DNA 酶)	水解 DNA,测定葡萄球菌有无致病性的重要指标
触酶	分解 H_2O_2

1. 凝固酶(coagulase)

(1) 定义:使含有抗凝剂的人或兔血浆发生凝固的酶类物质,包括游离凝固酶和结合凝固酶。

(2) 意义:鉴别有无致病性的重要指标。

(3) 致病机制

- 抵抗吞噬细胞的吞噬。
- 保护病菌不受血清中杀菌物质的破坏。
- 使感染局限化和形成血栓。

2. 肠毒素(enterotoxin)

(1) 约1/3临床分离金黄色葡萄球菌可产生。

(2) 引起急性胃肠炎,即食物中毒。

(3) 小分子蛋白酶,耐热,耐胃肠液中蛋白酶。

(4) 作用机制:刺激呕吐中枢导致以呕吐为主要症状的食物中毒;作用于胃肠黏膜,引起充血、水肿,甚至糜烂等炎症改变及水与电解质代谢紊乱,出现腹泻。

(5) 肠毒素形成条件

1) 存放温度:37℃内,温度越高,产毒时间越短。

2) 存放地点:通风不良,氧分压低易形成肠毒素。

3) 食物种类:含蛋白质丰富,水分多,同时含一定量淀粉的食物,肠毒素易生成。

3. 所致疾病 见表1-8-3。

表1-8-3 不同感染类型金黄色葡萄球菌所致疾病

感染类型	所致疾病
侵袭性(化脓性感染)	局部感染,如皮肤、器官、呼吸道或血流
	全身感染,如败血症、脓毒血症等
毒素性	假膜性肠炎
	食物中毒
	毒性休克综合征(TSS)
	烫伤样皮肤综合征(SSSS)

(三) 免疫性

(1) 人类有一定的天然免疫力。

(2) 感染后获得一定免疫力,但不强,难以防止再次感染。

(四) 微生物学检查法

1. 标本 脓汁、血液、剩余食物、呕吐物等。

2. 直接镜检 涂片镜检:G^+葡萄球菌,形态、排列、染色性。

3. 分离培养鉴定

- 生长现象—— 色素、溶血、菌落。
- 生化反应—— 血浆凝固酶。
- 发酵甘露醇。
- 耐热核酸酶。
- 毒素检查——小猫试验。

轻松一刻

【厥疾不瘳】

医治了几个月,医生说总算把他的病医好了。精神病医生向他保证:"你以后再也不会以为自己是亚当了。"

"好极了,"病人拿起纸笔满面春风地说,"我要写信给夏娃,把这个好消息告诉她!"

4. 药敏实验

5. 葡萄球菌肠毒素的检测

(五) 防治原则

1. 治疗

- 合理使用抗生素。
- 自身菌苗疗法。

2. 预防

- 注意消毒隔离。
- 注意个人卫生。
- 防止医源性感染。
- 防止耐药性产生。

二、凝固酶阴性葡萄球菌(CNS)

(1) CNS为革兰阳性菌,不产生血浆凝固酶、α溶血素等毒性物质。

(2) 最常见CNS是表皮葡萄球菌和腐生葡萄球菌,约30多种。

(3) CNS是人体皮肤和黏膜的正常菌群,检出率约90%。当机体免疫功能低下或进入非正常寄居部位时,CNS可引起多种感染,在各类感染中仅次于大肠埃希菌,居病原菌第2位。

(4) 致病机制

1) 细菌胞壁外黏质。

2) 溶血素。

3) 选择性吸附在尿道上皮细胞。

(5) CNS引起的感染

1) 泌尿系统感染。

2) 细菌性心内膜炎。

3) 败血症。

4) 术后及植入医用器械引起的感染。

第二节 链球菌属

一、A群链球菌

(一) 生物学特性

1. 形态

- G^+,球形,链状排列,革兰染色阳性(G^+)。
- 广泛分布于自然界、人及动物粪便和健康人的鼻咽部。

锦囊妙"记"

【葡萄球菌】

金葡表葡腐生葡,金葡溶血酶凝固。

化脓黏稠灶局限,伪膜肠炎食中毒。

- 大多数为正常菌群,不致病。
- 对人类致病的主要是 A 组链球菌和肺炎链球菌。

2. 培养特性

- 营养要求高:血平板或含血清培养基(血液、血清、葡萄糖)。
- 液体培养为沉淀生长。
- 血平板呈灰白色表面光滑小菌落,出现溶血现象,不同菌株溶血不一。

3. 生化反应

- 分解葡萄糖。
- 触酶(-),不分解菊糖,不被胆汁溶解(鉴别甲型溶血性链球菌与肺炎链球菌)。

4. 分类

(1) 根据溶血现象分类见表 1-8-4。

表 1-8-4　链球菌根据溶血现象分类及致病性

溶血现象	名称	类别	致病性
草绿色溶血	α溶血	甲型溶血性链球菌	多为条件致病菌
完全溶血	β溶血	乙型溶血性链球菌	致病力强
不溶血		丙型链球菌	无致病性

(2) 根据抗原分类见表 1-8-5。

- 荚膜。
- 细胞壁。
- 蛋白质(根据蛋白抗原进一步分类 M 抗原)。
- 多糖[分 A、B、C 等 20 个群,对人致病的菌株 90% 左右属 A 群。A 群致病菌据 M 抗原,分约 100 个型(溶血性链球菌或化脓性链球菌)]。
- 肽聚糖。
- 细胞膜。
- 细胞质。

表 1-8-5　链球菌根据抗原分类及特性

蛋白质抗原或表面抗原	型特异性
多糖抗原或 C 抗原	群特异性
核蛋白抗原或 P 抗原	无特异性

(二) 致病性

1. 致病物质(表 1-8-6)

表 1-8-6 链球菌的致病物质与致病作用

致病物质	致病作用
致热外毒素(pyrogenic exotoxin,SPE)	猩红热(scarlet fever)
链球菌溶素(streptolysin)	SLO 辅助诊断指标 SLSβ 溶血环
透明质酸酶(hyaluronidase)	扩散因子,分解细胞间质的透明质酸
链激酶(streptokinase)	激活纤溶酶原,利于细菌扩散
链道酶(streptodornase)	酶解核酸
M 蛋白(protein M)	抗吞噬,抗吞噬细胞内杀菌作用,超敏反应
F 蛋白(protein F)	黏附素,利于宿主内定植和繁殖
脂磷壁酸(LPA)	黏附

(1) 细菌胞壁成分

- 脂磷壁酸。
- M 蛋白——抗吞噬,抗吞噬细胞内杀菌作用,超敏反应。
- F 蛋白——黏附素,利于在宿主体内定植和繁殖。

(2) 胞外酶

- 透明质酸酶(扩散因子)分解细胞间质的透明质酸。
- 链激酶。
- 链道酶(链球菌 DNA 酶)。
- 胞壁和胞外酶构成了侵袭力。

(3) 外毒素

1) 致热外毒素(红疹毒素)引起猩红热。

2) 链球菌溶血素:SLO,对 O_2 敏感,链球菌新近感染,风湿热辅助诊断;SLS 对 O_2 稳定,形成 β 溶血环。

3) 链球菌致热外毒素

- 来源:处于溶原期的 A 群链球菌产生。
- 特性:小分子蛋白质,耐热 96℃,45 分钟。
- 生物学作用:致热性,通过改变血脑屏障的通透性实现;细胞毒性,对体外培养的脾细胞及巨细胞具有细胞毒性;增加动物对内毒素的敏感性。

4) 溶血素(streptolysin)

- 链球菌溶血素 O(streptolysin O,SLO):SLO 为含有—SH 基的蛋白质,对热及氧敏感,遇氧时—SH 基被氧化成—S—S—基,暂时失去溶血能力,若加入还原剂如半胱氨酸等,又可恢复其溶血能力。SLO 有抗原性,其抗体即抗 O 抗体(ASO)有中和 SLO 的活性,阻止其溶血作用。85%~90%的患者于链球菌感染后 2~3 周到病愈后数月或一年内可查到这种抗体。
- 对氧稳定的溶血素 S(streptolysin S,SLS):SLS 是小分子糖肽,无抗原性。

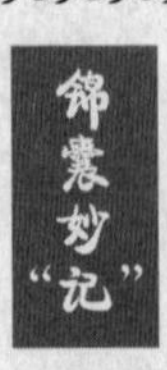

【灭菌消毒四个概念】

灭菌杀全微生物,只杀病原是消毒。

抑制 M(微生物)长称防腐,无菌操作防 M 入。

2. A 群链球菌所致疾病

(1) 化脓性感染

- 淋巴管炎。
- 蜂窝织炎。
- 扁桃体炎等。

(2) 中毒性疾病——猩红热

- 由产生致热外毒素的化脓性链球菌所致。
- 细菌经咽喉黏膜侵入机体,增殖并产生毒素引起高热、全身红疹等症状,病后获得较强的免疫力。

(3) 超敏反应性疾病

1) 风湿热

- 主要在咽炎后可能发生,临床表现以关节炎、心肌炎为主。
- 发病机制:尚未清楚,本病不是链球菌直接侵袭所致。可能与链球菌所致的Ⅲ、Ⅱ型超敏反应有关。

2) 急性肾小球肾炎

- 在咽炎或脓皮病后均可发生,多见儿童和青少年。
- 发病机制:Ⅲ型超敏反应;Ⅱ型超敏反应。

(三) 免疫性

(1) 可刺激机体产生各种抗体,获得针对同型菌的特异性免疫。
(2) 抗 M 蛋白抗体有保护作用。
(3) 型别多,型别间无交叉免疫反复感染。
(4) 猩红热患者可建立牢固的同型抗毒素免疫。

(四) 微生物学检查法(图 1-8-1)

1. 抗"O"试验(ASO test) 链球菌侵入体内产生 SLO,刺激机体产生相应抗体 ASO,当两者中和后,在加入 SLO 乳胶试剂,因病人血清中 ASO 量很多,未被中和掉的抗体与乳胶试剂反应,产生清晰凝集,为阳性;无凝集,为阴性。

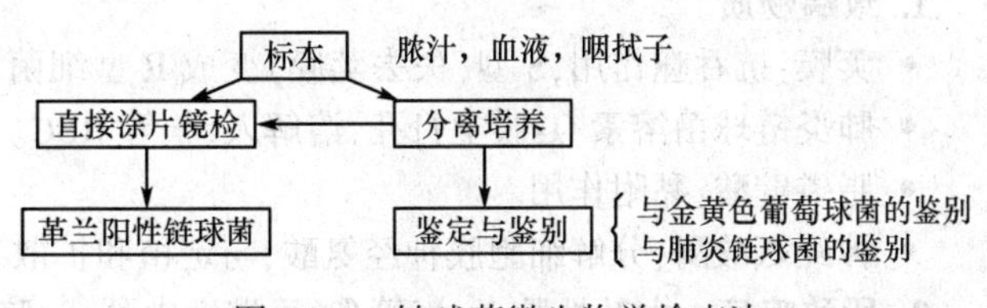

图 1-8-1 链球菌微生物学检查法

2. 抗"O"试验(ASO test)

- 原理:中和试验。
- 方法:间接凝集。
- 结果:效价大于 400 单位。
- 意义:风湿热及其活动性的辅助诊断。

轻松一刻

【一不做,二不休】

一个工人肚子疼,医务室给他开了病假单。他把病假单交给班长后,就在车间里的板凳上躺了下来。班长见了,问:"你有病怎么不回家休息?"工人:"回去要扣奖金的。"班长:"那你躺在板凳上干什么?"工人:"我这叫'一不做,二不休'。"

(五) 防治原则

(1) 积极治疗儿童链球菌感染。
(2) 首选青霉素治疗。
(3) 彻底治疗。

二、肺炎链球菌

(一) 生物学特性

1. 形态与染色

- 革兰染色阳性,双球菌。
- 成双排列,矛头状:平面相对,尖面相背。
- 有厚荚膜,无芽胞,无鞭毛。
- 俗称肺炎球菌,常寄居于正常人鼻咽腔中,多数不致病,少数有致病性,引起的疾病主要为大叶性肺炎。

2. 培养特性

- 营养要求高,需血液、血清,α-溶血。
- 菌落与甲型溶血性链球菌相似,能产生自溶酶,48 小时后自溶。

3. 生化反应

- 分解葡萄糖、乳糖、菊糖。
- 胆汁溶菌试验阳性。
- 奥普托辛试验阳性。

4. 抵抗力 对多数理化因素抵抗力较弱。

(二) 致病性

1. 致病物质

- 荚膜:抗吞噬作用,S 型(失去荚膜)变成 R 型细菌,毒力降低或消失。
- 肺炎链球菌溶素 O:膜上打孔,溶解人、羊等 RBC。
- 脂磷壁酸:黏附作用。
- 神经氨酸酶:分解细胞膜神经氨酸,与定植和扩散有关。

2. 所致疾病 大叶性肺炎、气管炎,可继发中耳炎、脑膜炎和败血症等。

(三) 免疫性

建立同型免疫;产生型特异的荚膜多糖抗体,起调理作用,增强吞噬功能。

(四) 微生物学检查法

1. 直接涂片镜检 G^+有荚膜的双球菌。

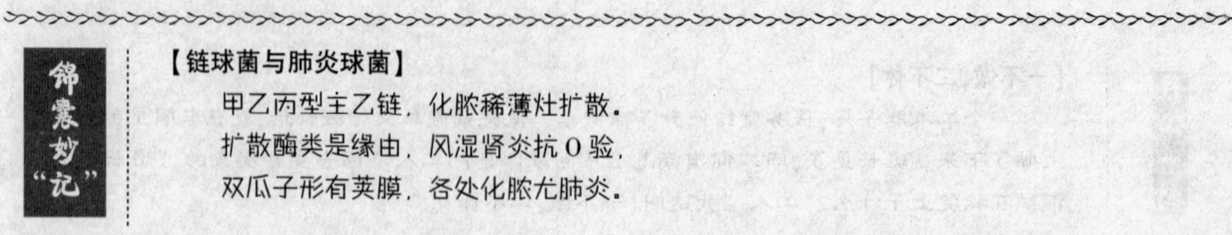

2. 分离培养 与甲型溶血性链球菌鉴别。

- 荚膜肿胀试验。
- 菊糖分解试验。
- 胆汁溶菌试验。
- Optochin 敏感试验。
- 动物试验。

(五) 防治原则

1. 预防 多价肺炎球菌荚膜多糖菌苗。

2. 治疗 抗生素。

三、其他链球菌所致疾病

1. B 群链球菌 人类呼吸道、阴道、直肠正常菌群;可导致新生儿败血症、脑膜炎。

2. D 群链球菌

- 寄居在皮肤、上呼吸道、消化道、泌尿生殖道,为医院内感染的重要病原菌。
- 可导致尿路感染、化脓性腹部感染、败血症和心内膜炎。

3. 甲型溶血性链球菌

- 口腔、鼻咽腔正常菌群。
- 可导致亚急性细菌性心内膜炎、龋齿。

第三节 肠球菌属

(一) 生物学特性

1. 形态与染色 肠球菌为圆形或椭圆形、呈链状排列的革兰阳性球菌,无芽胞,无鞭毛。

2. 培养 营养要求高,需血清,需氧或兼性厌氧菌,触酶阴性。灰白色、不透明、光滑、直径 1mm 大小圆形菌落。

3. 生化反应 分解葡萄糖和麦芽糖,产酸,不产气。

4. 抵抗力

- 能在高盐和胆汁培养基中生长,可耐 60℃,30 分钟。
- 对许多抗菌药物表现为固有耐药。

(二) 致病性

1. 肠球菌的毒力不强 肠球菌并不会制造毒素或水解酶。必须在宿主组织定植、并能抵抗机体免疫防御机制条件下,才引起组织病理改变,导致感染。

轻松一刻

【尊姓】

师父对徒弟道:"如果有客来,你先要问他尊姓,然后再来通知我。"一天,王先生来看师父。徒弟一见,认得他是王先生,就照例问道:"王先生!尊姓?"

2. 致病物质

(1) 黏附素:吸附肠道、尿路上皮细胞及心脏细胞。

(2) 聚合物因子:表面蛋白,能聚集供体与受体菌。

(3) 细胞溶素:加重感染的严重程度。

(4) 白细胞趋化因子:介导炎症反应。

3. 肠球菌是医院感染的重要病原菌 容易在年老及虚弱、表皮黏膜破损以及因为使用抗生素而使正常菌落平衡改变的病患身上产生感染。

4. 肠球菌所致疾病

(1) 尿路感染。

(2) 粪肠球菌感染最为常见,多为医院感染。

(3) 腹腔盆腔感染:肠球菌感染居第 2 位。

(4) 败血症:肠球菌感染居第 3 位,低于凝固酶阴性葡萄球菌和金黄色葡萄球菌感染。87% 为粪肠球菌,其次为屎肠球菌和坚韧肠球菌。

(5) 心内膜炎:5% ~ 20% 的心内膜炎由肠球菌引起。

(三) 肠球菌的耐药性

- 肠球菌是医院感染重要的致病菌,随着抗菌药物的广泛应用,肠球菌耐药现象日益严重。
- 肠球菌细胞壁坚厚,对许多抗生素表现为固有耐药。
- 肠球菌对青霉素、对氨基糖苷类、对万古霉素可产生耐药。
- 肠球菌在体内可利用外源叶酸,使磺胺失去抗菌作用。

第四节 奈瑟菌属

一、概　　况

(1) 奈瑟菌属包括脑膜炎奈瑟菌(*N. meningitidis*)、淋病奈瑟菌(*N. gonorrhoeae*)等 23 个种和亚种。

(2) 奈瑟菌共同特征

- 革兰阴性双球菌,常成双排列。
- 无鞭毛,无芽胞,有荚膜和菌毛。
- 专性需氧,具有氧化酶和触酶。

(3) 人类是奈瑟菌属细菌的自然宿主,对人致病的只有脑膜炎奈瑟菌和淋病奈瑟菌,其余均为鼻、咽喉和口腔黏膜的正常菌群。

二、脑膜炎奈瑟菌

(一) 生物学特性

1. 形态与染色

- 革兰阴性双球菌,肾形或豆形。

锦囊妙"记"

【肺炎球菌】

双瓜子形有荚膜,溶血草绿像甲链。
胆汁溶菌 OP 敏,各处化脓尤肺炎。

- 脑脊液中,多位于中性粒细胞内,形态典型。新分离的菌株有荚膜和菌毛。

2. 培养特性 营养要求较高,需有(血清)巧克力培养基,专性需氧。

3. 生化反应 多数脑膜炎奈瑟菌分解葡萄糖和麦芽糖,产酸,不产气。

4. 抗原结构与分类

- 荚膜多糖群特异性抗原:分群。
- 外膜蛋白型特异性抗原:分型。
- 脂多糖抗原。
- 核蛋白抗原。

5. 抵抗力

- 很弱,四怕:热、冷、干燥、消毒剂。
- 对低温较敏感,采集标本时注意保温。

(二)致病物质与致病性

1. 致病物质主要是内毒素

(1)荚膜:抗吞噬作用,能增强细菌的侵袭力。

(2)菌毛:黏附黏膜上皮,利于侵入。

(3)脂寡糖抗原(lipooligosaccharide,LOS):内毒素、脑膜炎奈瑟菌的主要致病物质,引起坏死、出血,导致皮肤瘀斑和微循环障碍。

(4)IgA1 蛋白酶:破坏 IgA1,帮助细菌黏附于细胞黏膜。

2. 所致疾病 是流行性脑脊髓膜炎(流脑)的病原菌。普通型、暴发型、慢性败血症型。

(三)免疫性

体液免疫为主。

(四)微生物学检查

脑膜炎奈瑟菌微生物学检查法见图 1-8-2。

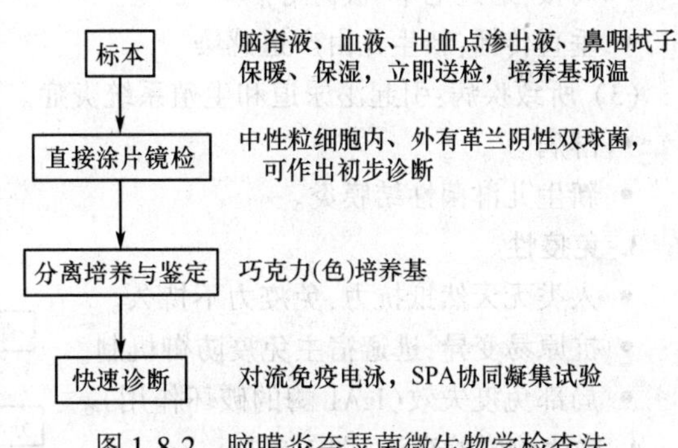

图 1-8-2 脑膜炎奈瑟菌微生物学检查法

(五)防治原则

1. 预防

- 儿童注射流脑荚膜多糖疫苗进行特异性预防。
- 流行期间口服磺胺药物等预防。

2. 治疗

- 抗生素首选药物为青霉素,剂量要大。
- 对抗生素过敏者可选用红霉素。

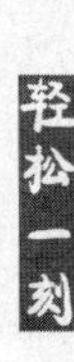

【精神解放】

甲:"看来,你最近很高兴?"乙:"可不,我买了台洗衣机。"甲:"喔,解放了你的劳动力。"乙:"不,解放了我的精神!"甲:"解放了精神?"乙:"是啊,这下衣服再洗不干净,我爱人就没说的了。"

三、淋病奈瑟菌

1. 生物学特性

(1) 形态与染色：G^-双球菌，呈一对咖啡豆样，有荚膜和菌毛。

(2) 培养特性

- 营养要求高，专性需氧，巧克力血琼脂平板。
- 急性期标本多见于中性粒细胞内；慢性期多见于细胞外。

(3) 俗称淋球菌，主要引起淋病，属于性传播疾病，是我国目前发病率最高的性病。

(4) 生化反应

- 只分解葡萄糖。
- 产酸不产气。
- 氧化酶试验阳性。

(5) 抵抗力

- 极差，对冷、热、干燥及消毒剂极度敏感。
- 最适温度为 35 ~ 36℃。

2. 致病物质与所致疾病

(1) 致病物质

- 菌毛：黏附作用；抗吞噬作用。
- 外膜蛋白：黏附、抑制抗体、破坏细胞膜。
- IgA1 蛋白酶：酶解 IgA1 抗体，破坏局部免疫。

(2) 传播方式：人类是唯一宿主，主要通过性接触传播。

- 直接：性接触。
- 间接：通过毛巾、被褥等。
- 垂直传播：新生儿由产道感染。

(3) 所致疾病：引起泌尿道和生殖系统炎症。

- 淋病。
- 新生儿淋菌性结膜炎。

3. 免疫性

- 人类无天然抵抗力，免疫力不持久。
- 抗原易变异，逃避宿主免疫防御机制。
- 局部免疫失效(IgA1 酶的破坏作用)。

4. 微生物学检查法(图 1-8-3)

标本 → 用无菌棉拭沾取：泌尿生殖道脓性分泌物；子宫颈口表面分泌物

↓ 标本采集后应注意保暖保湿，立即送检接种

直接涂片镜检

↓ 在中性粒细胞内发现有革兰阴性双球菌时，有诊断价值

分离培养与鉴定

巧克力色平板，5%~10%二氧化碳

图 1-8-3 淋病奈瑟菌微生物学检查法

5. 防治原则

(1) 预防

- 开展防治性病的知识教育。

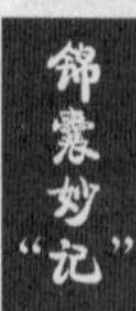

【链球菌】

甲乙丙型主乙链，乙链多群 A 常见。
透明酸酶链激酶，菌落乙小·甲针尖，
溶血甲绿乙透明，风湿肾炎抗 O 验。
变态反应猩红热，化脓稀薄灶扩迁。

- 防止异常性关系。

(2) 治疗

- 使用青霉素等抗生素进行治疗。
- 注意耐药现象。
- 新生儿 1% 硝酸银滴眼。

6. 脑膜炎奈瑟菌和淋病奈瑟菌的比较　见表 1-8-7。

表 1-8-7　脑膜炎奈瑟菌和淋病奈瑟菌的比较

	脑膜炎球菌	淋球菌
生物学性状	肾形或豆形,有荚膜、菌毛,用巧克力培养基,产生自溶酶、对理化因素抵抗力弱	咖啡豆样,有荚膜、菌毛,用巧克力培养基,抵抗力极差
致病物质	荚膜、菌毛、内毒素	菌毛、外膜蛋白、IgA1 蛋白酶
所致疾病	流脑(流行性脑脊髓膜炎)	淋病 成人:泌尿生殖道化脓性感染 新生儿:淋病性眼结膜炎
免疫性	获得一定免疫力,较持久	免疫力不持久
微生物学检查	快速诊断法(脑膜炎球菌易自溶,病人脑脊液和血清中可有可溶性抗原存在,应用血清学原理,可用已知群抗体快速检测相应抗原的有无)	对低温、干燥敏感,注意保暖保湿,立即送检
防治原则	流脑荚膜多糖疫苗	无有效疫苗供特异性预防。婴儿出生时,1% 硝酸银或其他银盐以预防新生儿淋菌性眼炎的发生

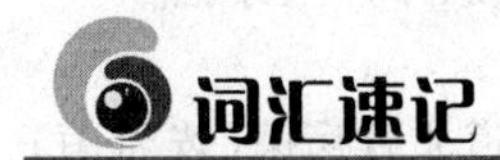

词汇速记

fusion[ˈfjuːʒən] *n.*　融合;fus 流→流到一块→融合

gonorrhea[gɔnəˈriːə] *n.*　淋病;gono 生殖→淋+rrhea 流(dysmenorrhea 痛经)

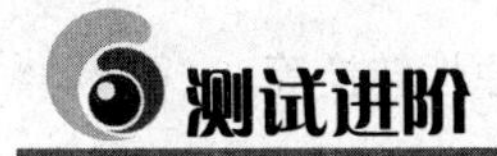

测试进阶

(一) 名词解释

(1) 化脓性球菌

(2) SPA

(二) 问答题

(1) 胆汁溶菌试验的原理是什么?

(2) 脑膜炎球菌为什么需要床边接种?

(3) 简述 SPA 的概念及其功能。

(4) 金黄色葡萄球菌与乙型溶血性链球菌所引起的化脓性感染各有何特点?为什么?

(5) 试述金黄色葡萄球菌、链球菌及肺炎球菌致病物质的区别。

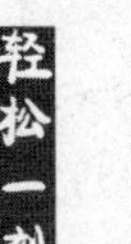

【顺水而拍】

老万与科长闲谈,他指着窗外盛开的桃花,对科长说:"您瞧这外面的景致有多好,星期日您不带夫人、孩子出去走走?我来安排车。"

科长叹了口气说:"有什么好看的,不瞒你说,我是个色盲。"

老万说:"色盲也好啊,恭喜了,能省钱呀!"

"这怎么说?"科长意外道。"省得花钱买彩色电视了。"

第九章　肠杆菌科

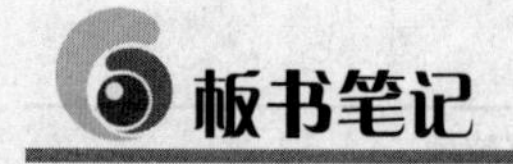

1. 肠杆菌科细菌

• 是一大群生物学性状相似的革兰阴性杆菌，常寄居在人和动物的肠道内，亦存在于土壤、水和腐物中。

• 目前已有44个属，170多个种。引起人类感染的并不多。

2. 与医学的关系

• 致病菌：有少数细菌总是引起人类疾病，如伤寒沙门菌、志贺菌、鼠疫耶尔森菌等。

• 机会致病菌：一部分细菌属于正常菌群，但当宿主免疫力降低或细菌移位至肠道以外部位时，即可引起机会性感染，如大肠埃希菌、肺炎克雷伯菌、奇异变形杆菌等。

• 由正常菌群转变而来的致病菌：由于获得位于质粒、噬菌体或毒力岛上的毒力因子基因后而成为致病菌，如引起胃肠炎的大肠埃希菌。

3. 肠杆菌科细菌共同生物学特性

• 形态与结构：中等大小G^-杆菌。大多有菌毛，多数有周鞭毛，少数有荚膜，不产生芽胞。

• 培养：兼性厌氧或需氧。

• 生化反应：活泼，可发酵多种糖类。乳糖发酵试验有重要鉴别意义：肠道非致病菌（埃希菌）发酵乳糖；志贺菌、沙门菌等不发酵乳糖。

• 抗原结构：菌体抗原（O）、鞭毛抗原（H）、荚膜抗原（K或Vi抗原）。

• 抵抗力不强。

• 易变异：耐药性变异、毒性变异、生化反应性变异，原因：接合、转导、溶原性转换等。

第一节　埃希菌属

一、生物学性状和致病性

1. 大肠埃希菌

• 肠道内正常菌群。

• 引起肠道外感染。

• 少数致病性血清型引起人类胃肠炎。

• 卫生监测指标。

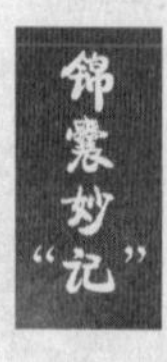

【肠道杆菌共同点】

革兰阴杆难辨形，依靠生化与玻凝。
大肠克雷呈乳阳，志沙变形均乳阴。
解乳产酸菌落红，病肠志沙肠致病。

2. 生物学性状

- G^-杆菌，多数菌株有周身鞭毛，有菌毛，无芽胞。
- 兼性厌氧。
- 生化反应见表1-9-1。

表1-9-1 埃希菌属的生化反应

葡乳麦甘蔗	尿素酶	H_2S	IMViC	动力
⊕⊕⊕⊕⊕	-	-	++--	+

- 有O、H和K三种抗原。
- 能产生大肠菌素(colicine)。

3. 致病物质

(1) 黏附素：定植因子抗原(CFA)、集聚黏附菌毛(AAF)、束形成菌毛(bundle forming pili, Bfp)、紧密黏附素(intimin)、P菌毛、Dr菌毛、Ⅰ型菌毛和侵袭质粒抗原(invasion plasmid antigen, Ipa)蛋白等。

(2) 外毒素：志贺毒素(Stx)、耐热肠毒素(ST)、不耐热肠毒素(LT)。

(3) 内毒素、荚膜、载铁蛋白和Ⅲ型分泌系统(type Ⅲ secretion systems)。

4. 所致疾病(表1-9-2)

(1) 肠道外感染

- 败血症、新生儿脑膜炎、泌尿道感染。
- 最常见由尿路致病性大肠埃希菌(UPEC)引起。

(2) 胃肠炎：某些血清型可引起人类胃肠炎，与食入污染的食品和饮水有关。

表1-9-2 引起胃肠炎的大肠埃希菌

菌株	作用部位	疾病与症状	致病机制
ETEC	小肠	旅行者腹泻；婴幼儿腹泻；水样便，恶心，呕吐，腹痛，低热	质粒介导LT和ST肠毒素，大量分泌液体和电解质；黏附素
EIEC	大肠	水样便，继以少量血便，腹痛，发热	质粒介导侵袭和破坏结肠黏膜上皮细胞
EPEC	小肠	婴儿腹泻；水样便，恶心，呕吐，发热	质粒介导A/E组织病理变化，伴上皮细胞绒毛结构破坏，导致吸收受损和腹泻
EHEC	大肠	水样便，继以大量出血，剧烈腹痛，低热或无，可并发HUS、血小板减少性紫癜	溶原性噬菌体编码Stx-Ⅰ或Stx-Ⅱ，中断蛋白质合成；A/E损伤，伴小肠绒毛结构破坏，导致吸收受损
EAEC	小肠	婴儿腹泻；持续性水样便，呕吐，脱水，低热	质粒介导集聚性黏附上皮细胞，伴绒毛变短，单核细胞浸润和出血，液体吸收下降

5. 肠产毒性大肠埃希菌(ETEC)

- 旅游者腹泻、婴幼儿腹泻。
- 致病物质。

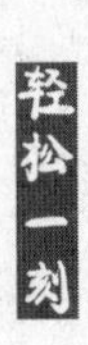

【报纸没来】

科长："今天的报纸来了没有？"收发员："还没来。"科长："邮局怎么搞的，这样的效率能实现'四化'吗？"收发员："您别急，报纸下午会来的。"科长："那我上午干什么？"

● 肠毒素分为不耐热肠毒素(heat labile enterotoxin,LT)和耐热肠毒素(heat stable enterotoxin,ST)。

● 不耐热肠毒素(LT):分 LT-Ⅰ和 LT-Ⅱ两型。蛋白质,对热不稳定,与霍乱肠毒素相似。A 亚单位——毒素活性成分;B 亚单位与肠上皮细胞受体(GM1 神经节苷脂)结合→A 进入细胞内→激活腺苷酸环化酶→ATP→cAMP↑→肠腔积液、腹泻。

● 耐热肠毒素(ST):分 STa、STb 两型,对热稳定。机制为激活细胞鸟苷酸环化酶,使 cGMP 增加导致腹泻。

● 定植因子(菌毛)。

6. 肠侵袭性大肠埃希菌(EIEC)

● 侵犯较大儿童和成人。

● 发热,腹痛,有脓血便,似菌痢样。

● 致病机制:侵袭并破坏结肠黏膜上皮。

7. 肠致病性大肠埃希菌(EPEC)

● 婴幼儿腹泻。

● 致病机制。

● 黏附到小肠上皮细胞,破坏刷状缘,导致邻近微绒毛破坏,A/E 组织病理损伤,引起严重水样腹泻。

8. 肠出血性大肠埃希菌(EHEC)

● 主要血清型为 O157:H7。

● 所致疾病

◆ 可逾万人流行。

◆ 轻度水泻→伴剧烈腹痛的血便。

◆ 出血性结肠炎。

◆ 溶血性尿毒综合征。

◆ 死亡率:3%~5%。

● 致病物质:志贺毒素(Stx-Ⅰ和 Stx-Ⅱ)。

9. 肠集聚型大肠埃希菌(EAEC)

● 婴儿、旅行者持续性水样腹泻。

● 致病机制

◆ 黏附肠细胞表面聚集,形成砖状排列。

◆ 导致微绒毛变短,单核细胞浸润和出血。

◆ 产生肠毒素。

二、微生物学检查法

1. 标本 肠外感染采取中段尿、血液、脓液、脑脊液;胃肠炎则取粪便。

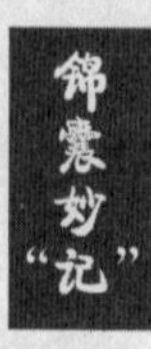

【志贺菌】

缺少鞭毛菌落浅,菌不耐酸要速检。
毒素损肠血无菌,里急后重脓血便。

2. 分离培养与鉴定

3. 卫生细菌学检查 常被用作粪便污染的检测指标。

4. 大肠菌群数国家标准 每升饮水中不得超过3个大肠菌群。

第二节 志贺菌属

志贺菌引起细菌性痢疾,俗称痢疾杆菌。

1. 生物学性状

- G^-杆菌,无鞭毛,有菌毛,无芽胞,无荚膜。
- 生化反应见表1-9-3。

表1-9-3 志贺菌属的生化反应

葡乳	尿素酶	H_2S	IMViC	动力
+ -(宋内志贺菌迟缓发酵)	-	-	- + - -	-

- 抵抗力低于其他肠道杆菌,对酸敏感。多重耐药问题严重。

2. 抗原与分类 O抗原与K抗原(我国以福氏、宋内流行多见,见表1-9-4)。

表1-9-4 志贺菌属的分类

菌种	群	型	甘露醇
痢疾志贺菌(*S. dysenteriae*)	A	1~10	-
福氏志贺菌(*S. flexncri*)	B	1~6,X,Y变种	+
鲍氏志贺菌(*S. boydii*)	C	1~18	+
宋内志贺菌(*S. sonnei*)	D	1	+

3. 致病性与免疫性

(1) 致病物质

1) 侵袭力(图1-9-1)。

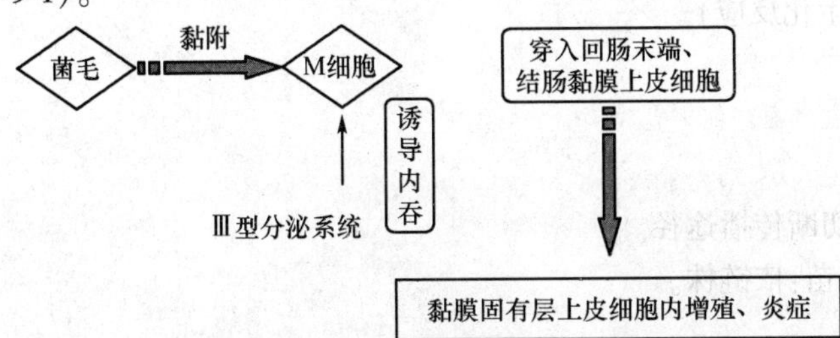

图1-9-1 志贺菌致病物质——侵袭力

轻松一刻

【狮子不给钱】

豪华宾馆的服务员领班带儿子到动物园去。动物园的饲养员正在喂猛兽,儿子注意到饲养员把大块大块的肉扔进狮子笼就完事了。

“爸爸,为什么他们把肉往狮子笼里一扔就不管了?为什么他们不像你那样把肉切得整整齐齐,精心精意地摆在碟子上,然后才端上桌呢?”儿子忽然问道。

“难道你见过世上有狮子给钱的事儿吗?”

2）内毒素（图 1-9-2）。

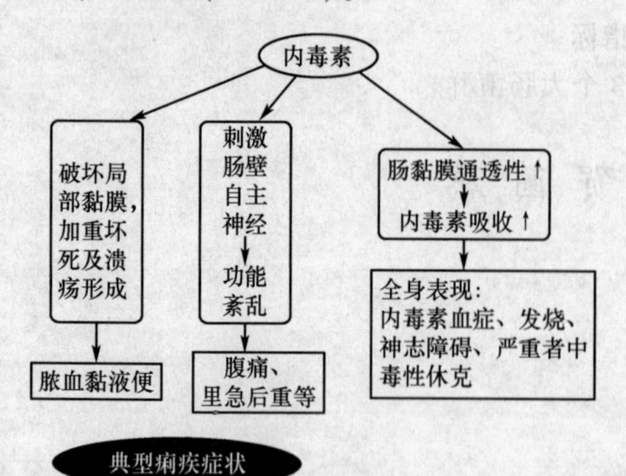

图 1-9-2　志贺菌致病的主要因素

3）外毒素（A 群Ⅰ、Ⅱ型）

- 志贺毒素 ST（VT）。
- 有 3 种毒性，与内毒素协同作用，加重局部和全身症状。
- 可导致溶血性尿毒综合征。

（2）所致疾病——细菌性痢疾

- 传染源：患者和带菌者。
- 感染剂量：常见的感染剂量为 10^3 个，最低 10 个。
- 传播方式：粪-口途径。
- 特点：感染限于肠道，细菌不入血。
- 急性典型：发热、腹痛、水样便而后发展为脓血黏液便、里急后重、下腹部疼痛。
- 急性非典型：易误诊，导致带菌和转为慢性。
- 中毒性痢疾：小儿，无消化道症状而是全身中毒症状。
- 慢性：反复发作，病程>2 个月。
- 带菌者：细菌长期存在于结肠，重要传染源。
- 20% 慢性由急性转化而来。
- 保护性抗体：sIgA，短暂而不持久。

4. 微生物学检查法

（1）及时送检/暂用 30% 甘油缓冲盐水保存。

（2）新鲜脓血便/肛拭。

（3）分离培养

- SS 平板（无色透明小菌落）。
- 血清学试验（玻片凝集）。
- 双糖培养基（生化反应）。

（4）快速诊断。

5. 防治原则

（1）预防

- 控制传染源，切断传播途径。
- 研制减毒活疫苗：依链株。

（2）治疗

- 抗生素。
- 易引起耐药性，应联合用药。

锦囊妙"记"

【沙门菌】

食物中毒伤寒因，血髓粪尿有菌影。
靛阴枸阳菌落浅，乳阴葡阳硫化氢。
多价定属 O 定群，最后要用 H 定型。
伤寒副伤甲乙丙，肥达反应可分清。

第三节 沙门菌属

1. 特点

- 一大群人与动物肠道中的寄生菌。
- 两个种:肠道沙门菌、邦戈沙门菌。
- 菌群菌型甚多,仅少数对人致病,且多为人畜共患病。

2. 生物学性状

- G^-杆菌,有鞭毛,有菌毛,无芽胞,无荚膜。
- 生化反应见表1-9-5。

表1-9-5 沙门菌属的生化反应

葡乳	尿素酶	H_2S	IMViC	动力
⊕-(伤寒沙门菌除外)	-	+/-	-+-+	+

- 抵抗力较差,但对胆盐、煌绿耐受性较强。
- 菌体抗原(O抗原):由数个成分组成,不同型别之间常有交叉,特异性较差。
- 鞭毛抗原(H抗原):有第Ⅰ相和第Ⅱ相,第Ⅰ相特异性强。
- Ⅵ抗原:伤寒、希氏沙门菌的表面抗原,与毒力有关。抗原性弱,刺激机体产生短暂低效价抗体伴随活菌一起存在,故可用于检出带菌者。

3. 致病物质(胞内菌)

- 侵袭力。
- 内毒素。
- 肠毒素。

4. 所致疾病

- 肠热症(伤寒和副伤寒)(图1-9-3)。

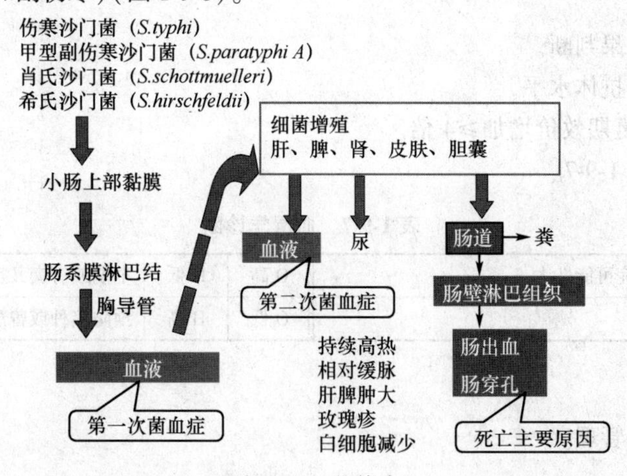

图1-9-3 肠热症

轻松一刻

【我不很抖】

甲:"我在日本遇到过大地震。"乙:"你很害怕?"甲:"不见得!地皮比我抖得厉害。"

- 胃肠炎(食物中毒)。
- 败血症。
- 带菌者。

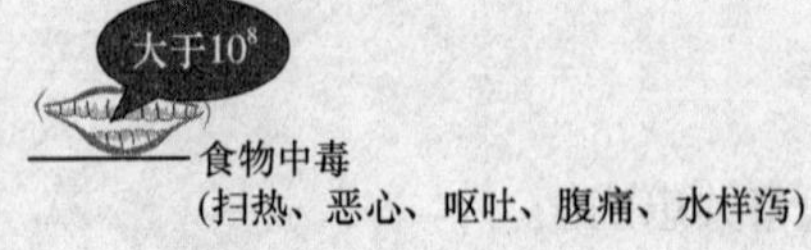

图 1-9-4 胃肠炎(食物中毒)和败血症

5. 肠热症

6. 胃肠炎(食物中毒) 见图 1-9-4。

7. 无症状带菌者

- 1 %~5% 伤寒或副伤寒患者,症状消失 1 年后,粪便仍可排菌,这些菌主要留在胆囊中,有传染性。
- 细胞免疫起主要作用。

8. 微生物学检查法

(1) 标本

- 肠热症见表 1-9-6。

表 1-9-6 微生物学检查法

第 1 周	血液	第 3 周	尿液
第 2 周	粪便	第 1 ~3 周	骨髓液

- 胃肠炎:剩余食物和粪便。
- 败血症:血液。
- 带菌者:十二指肠引流液。
- 后续过程同志贺菌的微生物学检查法。

(2) 血清学诊断——肥达试验(Widal test)

- 用已知伤寒沙门菌 O、H 抗原,以及引起副伤寒的甲型副伤寒沙门菌、肖氏沙门菌和希氏沙门菌 H 抗原的诊断菌液与受检血清作定量凝集试验,测定受检血清中有无相应抗体及其效价的试验。
- 肥达试验的结果判断。
- 考虑正常人群抗体水平。
- 动态观察:恢复期效价增加≥4 倍。
- 诊断意义见表 1-9-7。

表 1-9-7 血清学诊断

O 高	H 高	肠热症可能性大	O 高	H 低	早期或有交叉反应的其他沙门菌感染
O 低	H 低	排除	O 低	H 高	预防接种或曾患病

9. 防治原则

- 水源和食品的管理。

- 发现、确诊、治疗带菌者。
- 带菌者带菌期间严禁从事餐饮业。
- 伤寒 Vi 荚膜多糖疫苗预防伤寒。
- 治疗：环丙沙星。

第四节　其他菌属

1. 克雷伯菌属——肺炎克雷伯菌

- 医院感染的重要细菌。
- 以肺炎最常见。可引起尿路感染、创伤感染及腹泻等，有时导致严重的败血症、脑膜炎、腹膜炎等。

2. 变形杆菌属

- 条件致病菌，可引起泌尿道感染，食物中毒。
- 多形性。
- 有周鞭毛——迁徙生长现象。
- 具有尿素酶。
- 与立克次体有共同抗原：外斐试验。

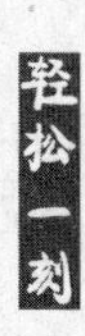

【五百倍】

甲："这显微镜，可以看到500倍。"

乙："1分钱，可以看做5元的钞票么？"

第十章 弧 菌 属

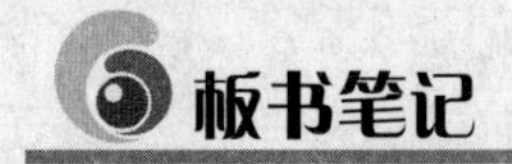

弧菌属 { 是一大群菌体短小，弯曲成弧形的革兰阴性菌，广泛分布于自然界，以水体表面为多。
目前已有56个种，其中12种与人类疾病有关。

第一节 霍乱弧菌

1. 流行病学

● 1817年至今，7次大流行，前6次由霍乱弧菌O1群古典生物型引起，第7次由霍乱弧菌O1群El Tor生物型引起。

● 1992年开始出现霍乱弧菌O139群的流行。

2. 生物学性状

● G^-杆菌，弧形或逗点状，有菌毛，无芽胞，有些有荚膜；端生单根鞭毛，液体中，运动非常活泼，呈穿梭样；涂片中，排列整齐，呈鱼群状。

● 兼性厌氧，营养要求不高。

● 耐碱不耐酸。

● 培养基：碱性蛋白胨水、TCBS培养基（thiosulfate-citrate-bile-sucrose agar）。

3. 抗原构造与分型

● O抗原和H抗原：根据O抗原分为155个血清群，其中O1群和O139群引起霍乱。

● O1群分型：小川型、稻叶型、彦岛型，三型都有古典生物型和El Tor生物型。

4. 致病物质

（1）霍乱肠毒素

● 致泻毒性最强毒素，由溶原性转换而来。

● A亚单位ctxA——毒素活性成分，腺苷酸环化酶活性增高，使细胞内cAMP水平升高，主动分泌Na^+、K^+、HCO_3^-和水，导致严重的腹泻与呕吐。

● B亚单位ctxB——与小肠黏膜上皮细胞GM1神经节苷脂受体结合，介导A亚单位进入细胞。

（2）鞭毛：有助于细菌穿过肠黏膜表面黏液层而接近肠壁上皮细胞。

（3）菌毛：细菌定居于小肠所必需的因子。

（4）其他毒力因子。

（5）O139群还有多糖荚膜和特殊的LPS毒性决定簇。

锦囊妙“记”

【弧菌属】

霍乱弧菌嗜碱长，产毒剧泻米泔样。 副溶血菌嗜高盐，食物中毒发病常。

5. 所致疾病

- 传染源:患者和无症状感染者。
- 感染剂量:10^8 个(胃酸低时,10^3 ~ 10^5 个)。
- 传播方式:粪-口途径(细菌污染水源或食物)。
- 特点:感染限于肠道,细菌不入血。
- 霍乱临床表现:剧烈的腹泻和呕吐(米泔水样腹泻),大量水分和电解质丧失,引起低容量性休克和肾衰竭(死亡率高达 60%)。

6. 免疫性

- 免疫力牢固,再感染少见。
- 保护性免疫的基础:肠道局部黏膜免疫。
- O1 群与 O139 群之间无交叉保护。

7. 微生物学检查法

- 标本:粪便、肛拭子;水样(流行病学调查)。
- 直接镜检:涂片见 G^- 弧菌;悬滴法观察细菌呈穿梭样运动。
- 分离培养:碱性蛋白胨水、碱性平板、血平板或 TCBS 培养基。
- 血清学鉴定:玻片凝集反应。

8. 预防

- 加强水源和食品的管理、养成良好卫生习惯、不生食贝壳类海产品。
- O1 群死菌苗注射进行预防。

9. 治疗

- 关键:及时补充液体和电解质。
- 抗生素的有效使用。

第二节　副溶血性弧菌

1. 副溶血性弧菌　于 1950 年首次由一次日本暴发性食物中毒中分离,广泛生存于近岸海水和鱼贝类等食物中,我国华东沿海该菌的检出率为 57.4% ~66.5%,尤以夏秋季较高。海产鱼虾的带菌率平均为 45% ~48%,夏季可高达 90%。腌制的鱼贝类带菌率也可达 42.4%。

2. 生物学性状

- 嗜盐(halophilic):在培养基中以含 3.5% 的 NaCl 最为适宜。
- 不耐热,不耐酸(1% 醋酸,50% 食醋 1 分钟死亡)。
- 致病菌有神奈川现象(Kanagawa phenomenon)。

3. 致病性与免疫性:食物中毒

- 经烹饪不当的海产品或盐腌制品传播。
- 潜伏期 5 ~72 小时,可从自限性腹泻至中度霍乱样病症。

4. 诊断

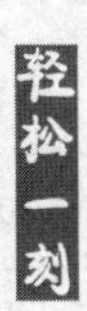

【请告内人】

接生妇赶到学者的研究室:"是个男孩子! 生产了!"学者:"这种事情,为什么来烦我,内人不在家么?"

- 标本:粪便、肛拭、剩余食物。
- 分离培养:SS 平板或嗜盐菌选择平板。
- 嗜盐性试验或生化反应。
- 血清学鉴定:玻片凝集。

5. 治疗 抗生素。

随想心得

第十一章　螺杆菌属

板书笔记

一、生物学性状

1. 形态与染色　幽门螺杆菌是一种 G^-、螺旋形弯曲菌，拥有单极、多鞭毛，有时呈海鸥状排列，运动活泼。

2. 培养　生长需 CO_2，营养要求高，培养 3 ~ 6 天可见针尖状无色透明菌落。

3. 生化反应　尿素酶丰富，可迅速分解尿素释放氨，是鉴定该菌的主要依据之一。

二、致病性与免疫性

1. 传染源　主要是人。

2. 传播途径　主要是粪-口途径。

3. 致病物质和致病机制　目前尚不清楚。

4. 幽门螺杆菌(Hp)致病因素

(1) 特殊的生存能力和生活环境

- Hp 分泌过氧化物歧化酶(SOD)和过氧化氢酶，以保护其不受中性粒细胞的杀伤作用。
- Hp 到达上皮表面后，通过黏附素，牢牢地与上皮细胞连接在一起，避免随食物一起被胃排空。
- Hp 富含尿素酶，通过尿素酶水解尿素产生氨，在菌体周围形成"氨云"保护层，以抵抗胃酸的杀灭作用。

(2) 不寻常活动能力：该菌的鞭毛使其能穿过厚厚的、黏稠的黏液层到达胃黏膜上皮细胞表面。

(3) 空泡毒素(vacuolating cytotoxin，VacA)

- VacA 是 Hp 的主要毒力因子，在体外可引起真核细胞形成空泡。
- VacA 干扰组织细胞损伤修复。
- VacA 影响机体免疫。
- VacA 引起细胞凋亡。
- VacA 引起细胞骨架重排。

(4) 细胞毒素相关蛋白(CagA)：CagA 是 Hp 另一重要的毒力因子，可经 cag 致病岛编码的Ⅳ型分泌系统注入宿主细胞，通过依赖和(或)独立于磷酸化的机制，与宿主细胞涉及调控细胞生长和运动的多种蛋白相互作用，导致细胞功能异常。

轻松一刻

【"国法"与"家法"】

儿子："老师说，爸爸打儿子也是犯法的。"爸爸："笨蛋！老师说的是国法，我打你用的是家法。"

5. Hp 所致疾病

(1) 急性炎症

- 恶心。
- 上消化道疼痛。
- 呕吐和发热也时有发生。

(2) 慢性活动性胃炎

- 上腹饱胀不适,餐后为甚、无规律性隐痛、反酸、烧灼感、食欲缺乏、恶心、呕吐等。
- 上消化道出血。
- 胃癌样表现:A 型胃炎可出现。

(3) 胃、十二指肠溃疡

- 特点:慢性过程反复发作;发作呈周期性,与缓解期相互交替;发作时上腹痛呈节律性。
- 症状
  - ◆ 上腹痛为主要症状,表现为钝痛、烧灼痛、胀痛、剧痛、饥饿痛。
  - ◆ 十二指肠溃疡:空腹痛或夜间痛。
  - ◆ 胃溃疡:进餐后痛。
  - ◆ 部分患者伴有或仅表现为消化不良。

(4) 胃癌

- 早期无任何症状。
- 随着病情的发展,可以出现一些非特异性的表现,如上腹部不适、胃痛、呃气、反酸等表现。
- 晚期胃癌可以出现贫血、体重下降、黑便、疼痛,甚至呕血和便血。
- 贲门癌会出现进食困难。
- 幽门癌会出现幽门梗阻。

6. Hp 感染后免疫 Hp 感染后可刺激机体产生 IgM、IgG 和 IgA 型抗体,但是否对机体有保护作用尚不清楚。

三、微生物学检查法

1. 查细菌

- 直接镜检。
- 分离培养。
- 粪便抗原检测。
- 核酸检测。

2. 生化检测 检测尿素酶活性。

3. 抗体检测 血清学检测。

四、防治原则

1. 预防 目前尚无有效预防措施。

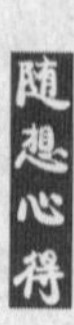

2. 治疗方案

- 质子泵抑制剂 + 阿莫西林 + 克拉霉素或甲硝唑。
- 质子泵抑制剂 + 克拉霉素 + 甲硝唑。
- 铋剂 + 两种抗生素(是目前根治 Hp 的一种十分有效的药物)。
- 上述 3 个治疗方案疗程均为一周。

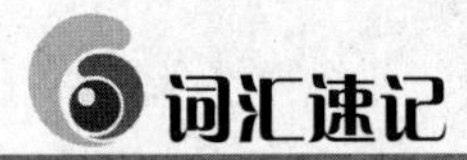

词汇速记

hemorrhagic 出血的;hemo 血〔例,hemoglobin 血红蛋白〕+rrhea 流〔例,diarrhea 腹泻(dia 横过+rrhea 流→通过肠道流→腹泻,痢疾)〕+ic 的

horizontal[ˌhɔriˈzɔntl] *adj.* 水平面的;horizon 水平+tal 的;反义词:vertical 垂直的

测试进阶

(一) 名词解释

Widal's test

(二) 填空题

(1) 大肠杆菌在伊红-亚甲蓝培养基上培养的菌落表现为______色,痢疾杆菌的为______色。

(2) 伤寒杆菌接种双糖管培养后表现为______、______。

(三) 选择题

(1) 伤寒杆菌不具有

A. H 抗原　B. 包膜
C. 菌毛　D. 芽胞
E. 质粒

(2) 引起腹泻但不会导致血便的是

A. EHEC　B. EIEC
C. EPEC　D. ETEC
E. 痢疾杆菌

(3) 不能引起败血症的是

A. 大肠杆菌　B. 肠炎沙门菌
C. 痢疾杆菌　D. 变形杆菌
E. 铜绿假单胞菌

(四) 问答题

(1) 试述大肠杆菌的致病性及其在卫生学检验上的意义。

(2) 举例说明肠道杆菌的共同特征。

轻松一刻

【对症用药】

子:"爸爸,猪内脏的胆固醇很高,你不能再吃了。"

父:"没关系,我有肌醇片。"

子:"你都这么胖了,别吃肥肉了。"

父:"没关系,我有减肥茶。"

子:"你要加强锻炼身体,否则……"

父:"你怎么这么啰嗦,尽惹人发火。你不知道这几天我的血压又高了吗?"

子:"没关系,你有复方降压灵嘛!"

第十二章 厌氧性细菌

板书笔记

第一节 厌氧芽胞梭菌属

- 大多为严格厌氧菌,G^+。
- 芽胞直径比菌体粗,使菌体膨大呈梭状,对热、干燥和消毒剂均有强大的抵抗力。
- 均有周鞭毛,无荚膜,产气荚膜梭菌等极少数菌例外。

一、破伤风梭菌

(一)生物学性状

1. 形态与染色 菌体细长,有周身鞭毛、无荚膜。形成芽胞后,使细菌呈鼓槌状,属于 G^+。

2. 培养特性和生化反应 严格厌氧;血平板上,有 β 溶血;不发酵糖类,不分解蛋白质。

3. 抵抗力 芽胞抵抗力很强;75~80℃,10 分钟仍保持活力;100℃,1 小时可完全被破坏;在干燥的土壤和尘埃中可存活数年。

(二)致病性与免疫性

1. 致病条件

- 该菌无侵袭力,仅在局部繁殖。
- 伤口需形成厌氧微环境:伤口窄而深(如刺伤),有泥土或异物污染,大面积创伤、烧伤,坏死组织多,局部组织缺血的同时有需氧菌或兼性厌氧菌混合感染的伤口。

2. 致病物质

(1)对氧敏感的破伤风溶血毒素(tetanolysin)。

(2)质粒编码的破伤风痉挛毒素(tetanospasmin)

- 属神经毒素,毒性极强(小鼠 LD_{50} 为 0.015ng,对人致死量<1μg);为蛋白质,不耐热;可被蛋白酶破坏。为主要致病物质。

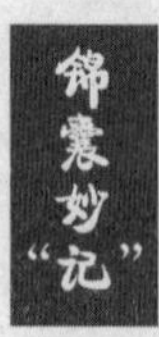

【厌氧芽胞杆菌】

芽胞如梭厌氧长,释放外素毒力强。
产气荚膜气坏疽,汹涌发酵解诸糖。
肉毒中毒经口入,肌肉麻痹形匙样。
破伤风菌像鼓槌,抽搐咬牙角弓张。

• 分子质量约150kDa;B链(重链)是与神经节苷脂结合的单位;A链(轻链)具有毒性作用(图1-12-1)。

痉挛毒素:神经外毒素
↓
裂解成A链(轻链)和B链(重链)
↓
B链与运动神经元胞质膜上受体结合,A链进入胞质
↓
A链进入CNS,阻止上下神经元间正常抑制性神经冲动传递,造成骨骼肌强直性痉挛

图1-12-1 破伤风痉挛毒素作用机制

• 与神经系统的结合:毒素对脑干神经和脊髓前角神经细胞有高度亲和力,结合非常牢固,一旦结合,抗毒素便不能中和毒素。毒素重链识别神经肌肉结点处运动神经元上的受体并与之结合,促使毒素进入细胞内形成小泡。

• 内在化作用:含有毒素的小泡从外周神经末梢沿神经轴突逆行向上,到达运动神经元胞体,进入传入神经末梢,最终毒素进入中枢神经系统。

• 膜的转位:通过重链N端的介导产生膜的转位,使轻链进入胞质溶胶。

• 胞质溶胶中作用靶的改变:轻链发挥毒性作用,阻止抑制性神经介质γ-氨基丁酸的释放,使肌肉活动的兴奋与抑制失调,造成强直性痉挛。

3. 所致疾病——破伤风

• 潜伏期:几天至几周。
• 典型的症状:苦笑面容;角弓反张。
• 破伤风免疫属外毒素免疫,主要是抗毒素发挥中和作用。
• 一般病后不会获得牢固免疫力。
• 获得有效抗毒素的途径是人工免疫。

(三)微生物学检查法

(1)一般不进行微生物学检查。
(2)典型的症状和病史即可做出诊断。

(四)防治原则

(1)正确处理创口及清创、扩创。
(2)注射白百破三联疫苗进行人工主动免疫。
(3)对可疑患者立即注射破伤风抗毒素(tetanus antitoxin,TAT)进行紧急预防。
(4)发病早期可足量使用抗毒素进行特异性治疗。
(5)抗生素(青霉素)的使用。

轻松一刻

【发现新大陆】

外公的书桌上有一个石膏像。平平问外公:"这是什么人?"外公说这个人叫哥伦布,在很久以前,他在地球上发现了一块谁也不知道的新大陆,做了一件很伟大的事。看见平平站在小凳上,手里拿着放大镜,正在世界地图前仔仔细细地看着。外公问:"平平,你在找什么呀?"平平头也不回地说:"外公,我也想发现新大陆!"

二、产气荚膜梭菌(*C. perfringens*)

(一) 生物学性状

1. 形态与染色

- 两端几乎平切的G^+粗大杆菌,芽胞位于次极端,呈椭圆形,不大于菌体。
- 无鞭毛,在体内有明显的荚膜。

2. 培养特性

- 厌氧,繁殖周期为8分钟。
- 血琼脂平板上,双层溶血环。
- 蛋黄琼脂平板上,有Nagler反应。
- 代谢活跃,分解多种糖类,产酸产气。
- 在牛奶培养基中分解乳糖,大量产气,出现所谓"汹涌发酵"(stormy fermentation)。

3. 分型 根据4种主要毒素(α、β、ε、τ)的产生情况,可分为5个血清型(或毒素型);对人致病的主要为A型(表1-12-1)。

表1-12-1 产气荚膜梭菌主要和次要毒素及其分型

毒素	生物学作用	毒素分型				
		A	B	C	D	E
主要毒素						
α	卵磷脂酶,增加血管通透性,溶血和坏死作用	+	+	+	+	+
β	坏死作用	−	+	+	−	−
ε	增加胃肠壁通透性	−	−	−	+	−
τ	坏死作用,增加血管通透性	−	−	−	−	+
次要毒素						
δ	溶血素	−	±	+	−	−
θ	溶血素,细胞毒素	±	+	+	+	+
κ	胶原酶、明胶酶、坏死作用	+	+	+	+	+
λ	蛋白酶	−	+	−	+	+
μ	透明质酸酶	±	+	±	±	±
ν	DNA酶	±	+	+	±	±
神经氨酸酶	改变神经节苷脂受体	+	+	+	+	+
其他						
肠毒素	肠毒素、细胞毒素	+	nt	+	+	nt

注:+. 大多菌株产生;±. 某些菌株产生;−. 不产生;nt. 未研究。

随想心得

（二）致病性与免疫性

1. 致病物质 产气荚膜梭菌能产生十余种外毒素。

（1）α 毒素

- 以 A 型产生量最多。
- 作用机制：分解细胞膜上磷脂和蛋白形成的复合物，造成细胞溶解，引起血管通透性增加伴大量溶血、组织坏死、肝脏、心功能受损。

（2）肠毒素。

2. 所致疾病

（1）气性坏疽

- 战伤、工伤、车祸。
- 气性坏疽潜伏期短，发展迅速，病情险恶。
- 气肿（捻发音）及组织坏死，致毒血症、休克。

（2）食物中毒

- 由肠毒素引起，其为不耐热的蛋白质，100℃瞬时即被破坏。
- 作用机制是整段肽链嵌入细胞膜，破坏膜离子运输功能，改变膜的通透性，进而引起腹泻。

（三）微生物学检查法

1. 直接涂片镜检 深部创口取材涂片；G^+大杆菌，大荚膜；白细胞甚少且形态不典型；伴其他杂菌。

2. 分离培养及动物实验 血平板，镜检及生化反应；动物实验；本菌引起的食物中毒在发病后1日内，检出大于10^5病菌/克食品或10^6病菌/克粪便，即可确诊。

（四）防治原则

1. 预防 及时处理伤口，去除和改善厌氧微环境；预防性使用抗生素。

2. 治疗 局部扩创，清创；α 抗毒素；抗生素；高压氧舱法。

三、肉毒梭菌（*C. botulinum*）

（一）生物学性状

（1）G^+粗短杆菌。

（2）芽胞呈椭圆形，使细胞呈汤匙状或网球拍状。

（3）厌氧。

（4）肉毒毒素不耐热，煮沸 1 分钟即可被破坏。

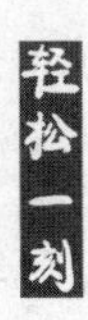

【有其父必有其子】

儿子："爸爸，今天老师对我说，有其父必有其子，这句话是什么意思呢？"

"你一定又干了什么混账事情！"爸爸说。

（二）致病性与免疫性

1. 致病性

- 肉毒毒素(对人致死量为0.1μg)。
- 肉毒毒素致病机制:作用于外周胆碱能神经,抑制神经肌肉接头处神经介质乙酰胆碱的释放,导致弛缓性麻痹。

2. 所致疾病

(1) 食物中毒

- 进食污染食物(多为罐头、肉制品、豆制品)发生食物中毒——食入毒素。
- 临床表现:少见胃肠道症状,主要为神经末梢麻痹(松弛型)。

(2) 婴儿肉毒病

- 以6个月以内的小婴儿居多。
- 症状与肉毒食物中毒类似,便秘、吸乳无力和啼哭无力。

（三）微生物学检查法及防治原则

1. 微生物学检查方法

(1) 标本:粪便,剩余食物分离病原菌。

(2) 毒素检查。

2. 防治原则

(1) 加强食品卫生管理和监督,提高防范意识。

(2) 尽早根据症状作出诊断,迅速注射A、B、E三型多价抗毒素。

四、艰难梭菌(*C. difficile*)

（一）生物学性状

(1) 人类肠道中正常菌群,可因长期使用抗生素引起的假膜性结肠炎。

(2) G^+粗大杆菌,有鞭毛,有芽胞。

（二）致病性与免疫性

(1) 产生A、B两种毒素,即肠毒素和细胞毒素。

(2) A毒素为肠毒素,能使肠壁出血坏死,液体蓄积。

(3) B毒素为细胞毒素,能直接损伤肠壁细胞,造成假膜性结肠炎(pseudomembranous colitis)。

(4) 因长期使用抗生素导致菌群失调后可引起内源性感染。

第二节　无芽胞厌氧菌

一、概　　况

(1) 属人体内的正常菌群,包括革兰阳性和革兰阴性的球菌和杆菌。

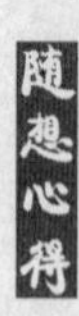

(2) 在某些特定状态下,这些厌氧菌作为条件致病菌可导致内源性感染。

(3) 与人类疾病相关的主要无芽胞厌氧菌见表 1-12-2。

表 1-12-2　与人类疾病相关的主要无芽胞厌氧菌

革兰阴性		革兰阳性	
杆菌	球菌	杆菌	球菌
类杆菌属(*Bacteriodes*)	韦荣菌属(*Veillonella*)	丙酸杆菌属(*Propionibacterium*)	消化链接球菌属(*Peptostreptococus*)
普雷沃菌属(*Prevotella*)		双歧杆菌属(*Bifidobacterium*)	
紫单胞菌属(*Porphyromonas*)		真杆菌属(*Eubacterium*)	
梭杆菌属(*Fusobacterium*)		放线菌属(*Actinomyces*)	

二、生物学性状

1. 革兰阴性厌氧菌

- 脆弱类杆菌(*B. fragilis*):临床上最常见的无芽胞厌氧菌分离株。
- 在革兰阴性厌氧球菌中,韦荣菌属最重要,咽喉部主要厌氧菌,常为混合感染菌之一。

2. 革兰阳性厌氧菌

- 消化链球菌属:在临床厌氧菌分离株中仅次于脆弱类杆菌,主要寄居于阴道。
- 丙酸杆菌属:能发酵糖类产生丙酸;临床上常见的是痤疮丙酸杆菌。
- 双歧杆菌属:正常肠道菌群,在大肠中起重要的调节作用。

三、致病性与免疫性

1. 致病条件　寄居部位改变;宿主免疫力下降;菌群失调;厌氧微环境。

2. 感染特征　内源性感染;呈慢性大多为化脓性感染;分泌物或脓液黏稠,有恶臭,使用氨基糖苷类抗生素长期无效;分泌物直接涂片可见细菌,但普通培养无细菌生长。

3. 所致疾病

- 败血症。
- 中枢神经系统感染。
- 脑脓肿。
- 口腔与牙龈感染。
- 呼吸道感染。
- 腹部和会阴部感染。
- 女性生殖道感染。

四、微生物学检查法

1. 标本采取　采取后立刻放入厌氧标本瓶中,迅速送检。

轻松一刻

【爸爸是球】

王老先生70大寿,儿女都来祝贺。在席上王老先生致辞:"爸爸好像一个球,当他的使用价值最高时,儿女们你争我夺,此时是篮球;退休以后,儿女们你推过来,我推过去,此时是排球;到年高体衰行动不便时,儿女们我一脚,你一脚,踢来踢去,此时是足球。"这时,他的儿女们忙说:"爸爸,您是橄榄球,我们就是摔得浑身酸疼,也要把您紧紧抱住不放啊!"

2. 直接涂片镜检

3. 分离培养与鉴定

五、防治原则

(1) 增强免疫力,减少诱发因素。

(2) 合理使用抗生素,常用甲硝唑、替硝唑或其他广谱抗生素。

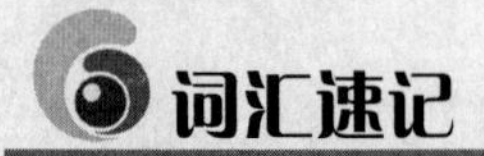

词汇速记

infection[inˈfekʃ(ə)n] *n.* 传染,传染病,影响,感染;in 内(indoor 户内的)+fect=fact 做(manufacture 制造)+ion 名词后缀→到内部去做→感染;〈注〉effect 效果,affect 影响

influenza[influˈenzə] *n.* 流行性感冒;influen(ce)影响+za 后缀→感冒的特点是影响别人

测试进阶

(一) 选择题

【A 型题】

(1) 下列各组中均属于专性厌属菌的是

A. 破伤风梭菌、肉毒梭毒、结核分枝杆菌

B. 产气荚膜梭菌、乳酸杆菌、流感杆菌

C. 肉毒梭菌、双歧杆菌、脆弱类杆菌

D. 破伤风梭菌、变形杆菌、消化链球菌

E. 肉毒梭菌、破伤风梭菌、产气杆菌

(2) 下列细菌中属于专性厌氧菌的是

A. 脑膜炎球菌　B. 消化链球菌

C. 肺炎链球菌　D. 结核分枝杆菌

E. 炭疽杆菌

(3) 培养时需厌氧环境的细菌是

A. 铜绿假单胞菌　B. 伤寒沙门菌

C. 宋内痢疾杆菌　D. 脆弱类杆菌

E. 大肠杆菌

(4) 关于无芽胞厌氧菌感染的叙述,错误的是

A. 以内源性感染为主

B. 较少单独引起感染

C. 90%的吸入性肺炎和肺脓肿是由厌氧杆菌引起

D. 与机体免疫力降低密切相关

E. 临床表现非常典型

(5) 在无芽胞厌氧菌感染中,临床标本阳性分离率最高的是

A. 脆弱类杆菌　B. 双歧杆菌

C. 短棒菌苗　D. 梭状杆菌

E. 消化链球菌

(二) 问答题

(1) 简述破伤风梭菌的致病机制。

(2) 简述肉毒毒素的致病机制及所致食物中毒的特点。

(3) 简述破伤风痉挛毒素作用的机制。

(4) 简述破伤风的特异防治。

(5) 简述产气荚膜梭菌所致气性坏疽的特点。

随想心得

第十三章　分枝杆菌属

板书笔记

1. 分枝杆菌属特点

- 胞壁中含有大量脂质——抗酸杆菌。
- 大多生长缓慢。
- 致病物质为菌体成分，无内毒素和外毒素，无芽胞、无鞭毛。
- 致病多为慢性。

2. 分枝杆菌分类

- 结核分枝杆菌。
- 牛分枝杆菌。
- 麻风分枝杆菌。
- 非结核分枝杆菌：部分为条件致病菌。

第一节　结核分枝杆菌

一、生物学性状

1. 形态与染色

- 细长略弯，长1～4μm，宽约0.4μm，有时呈分枝状。
- 有荚膜、无芽胞、无鞭毛。
- 齐-尼抗酸染色阳性。

2. 培养特性

- 专性需氧：营养要求高。改良罗氏培养基。
- 生长缓慢：3～4周形成可见菌落。
- 兼性胞内菌：巨噬细胞内寄生。

3. 生化反应　不活泼(表1-13-1)。

轻松一刻

【烹调法】

母亲对女儿说："今天你去练习烹调，弄两样菜，我教你。黄鱼，要用稻草扎了头烧的。笋要切滚刀块，每切一刀，转一下。"女儿答应而去。停了一会儿，母亲到厨下去一看，不禁大惊。只见女儿的脑袋上，用稻草扎着，站在地上只管旋转，转一圈，把笋切一刀。她一见母亲，叫道："不得了！头晕了！"

表 1-13-1　结核分枝杆菌和非结核分枝杆菌的比较

	糖发酵	触酶试验(H_2O_2)	热触酶试验
结核分枝杆菌	-	+	-
非结核分枝杆菌	-	+	+

4. 抵抗力

- 较强,与脂质有关。
- 四怕:怕湿热、怕乙醇、怕紫外线、怕抗结核药物。
- 四抗:抗干燥、抗酸碱、抗碱性染料、抗青霉素。

5. 变异性

- 形态结构的变异。
- 耐药性的变异。
- 毒力——卡介苗:巴斯德研究所的 Calmette 和 Guerin 将强毒的、致病性的牛分枝杆菌,经过 13 年 230 次传代培养形成弱毒的、失去致病性的牛分枝杆菌减毒株(BCG),现广泛用于人类结核病的预防。

二、致　病　性

1. 致病物质主要为菌体成分

- 荚膜:有助于黏附、入侵、抗吞噬等。
- 脂质:占 60%,磷脂、脂肪酸、蜡质 D、硫酸脑苷脂。
- 蛋白质:与蜡质 D 结合后能引起迟发型超敏反应,参与结核结节的形成。
- 多糖:使中性粒细胞增多,引起局部病灶细胞浸润。
- 核酸。
- 磷脂:刺激单核细胞增生,抑制蛋白酶活性,使病灶组织不分解,并使病灶中的巨噬细胞转变为类上皮细胞,从而形成结核结节和干酪样坏死。
- 脂肪酸(分枝菌酸):与抗酸性有关。索状因子:破坏线粒体膜及酶类,抑制白细胞游走,引起慢性肉芽肿。
- 蜡质 D:有佐剂作用,可激发机体产生迟发型超敏反应,引起慢性肉芽肿。
- 硫酸脑苷脂:抑制巨噬细胞内吞噬体与溶酶体融合,使该菌成为兼性胞内寄生菌。

2. 所致疾病(结核病)

- 传播途径:呼吸道、消化道、皮肤损伤部位等。
- 多组织器官结核病。
- 基本病变:结核结节。
- 原发综合征:原发病灶—淋巴管炎—淋巴结炎哑铃状双极现象。
- 原发感染见表 1-13-2。

随想心得

表 1-13-2　原发感染与继发感染的区别

	原发感染	继发感染
易发人群	儿童	成年人
是否感染过	否	是
免疫力和超敏反应	无	有
病变特点	反应轻、短暂	病灶反应强烈
播散(淋巴、血行)	易播散	不播散

三、免疫性与超敏反应

1. 免疫性

- 有菌免疫:或称传染性免疫(infection immunity)。
- 细胞免疫:致敏 T 淋巴细胞、激活的巨噬细胞。

2. 细胞免疫与超敏反应同时存在

- 细胞免疫与超敏反应同时存在的情况可用郭霍现象(Koch's phenomemon)说明(图 1-13-1)。

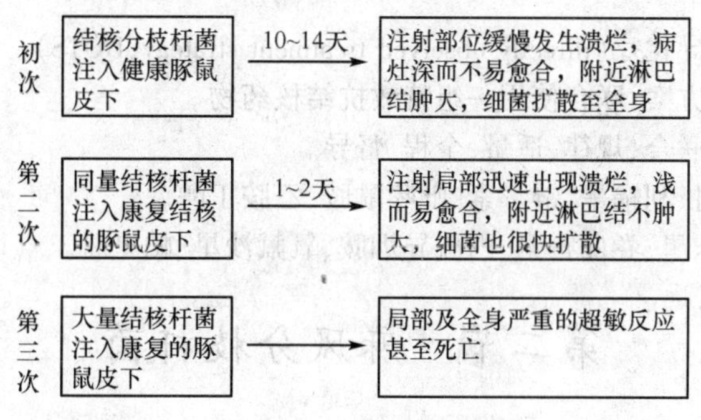

图 1-13-1　郭霍现象

- 结核菌素试验
  - ◆ 原理:皮肤迟发型超敏反应(Ⅳ型迟发型超敏反应)。
  - ◆ 结核菌素试剂:旧结核菌素(OT);纯蛋白衍生物(PPD)包括 PPD-C 和 BCG-PPD 两种。
  - ◆ 方法:取 PPD-C 和 BCG-PPD 各 5 单位分别注入两前臂皮内,48 ~ 72 小时后观察结果。
  - ◆ 结果分析

≥ 5mm,阳性:PPD-C > BCG-PPD,感染;PPD-C < BCG-PPD,卡介苗接种成功。

≥15mm,强阳性:活动性结核。

< 5mm,阴性:未感染、感染的初期、老年人、患严重传染病的患者。

◆ 应用

卡介苗接种对象及免疫效果的测定。

婴幼儿结核病诊断。

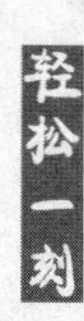

【医生的回答】

"大夫,你把剪刀遗忘在我肚子里了。"

"没关系,我还有一把。"

测定细胞免疫功能状况。

流行病学调查。

四、微生物学检查法

- 标本采集:痰、尿、粪、脑脊液及胸、腹水、血等。
- 直接镜检:抗酸染色法或荧光抗体染色法。
- 分离培养:罗氏培养基培养 3 ~ 4 周。
- 实验动物:豚鼠。
- 快速诊断:PCR、ELISA。

五、防 治 原 则

1. 预防

- 发现和治疗痰菌阳性者。
- 新生儿接种卡介苗。

2. 治疗

- 直接面视下的督导化疗(directly observed treatment strategy, DOTS)。
- 标准化短程化疗方案:联合使用一组特效抗结核药物。
- 六项原则:早期、联合、规律、适量、全程、督导。
- 一线药物:异烟肼、利福平、链霉素、吡嗪酰胺、乙胺丁醇。
- 二线药物:阿米卡星、卷曲霉素、丙硫异烟胺、氧氟沙星、帕星肼。

第二节　麻风分枝杆菌

1. 生物学性状

- 形态染色:与结核分枝杆菌相似。
- 培养特性:典型胞内菌,不能人工培养。
- 动物模型:犰狳。
- 抵抗力:较强,耐干燥、耐低温。

2. 致病性与免疫性

- 易感人群:人。
- 传播途径:直接接触、体液或由飞沫传播。
- 潜伏期:一般是 6 个月至 5 年。
- 所致疾病:麻风、麻风结节。
- 瘤型麻风:多组织、脏器,严重,传染性强。
- 结核样型麻风:皮肤。

随想心得

3. 微生物学检查法

- 标本:患者鼻黏膜或皮损处取材。
- 检查:抗酸性染色、显微镜检查。
- 抗酸染色结果:瘤型麻风患者一般阳性;结核样型麻风患者一般阴性。

4. 预防　无有效疫苗、BCG有一定效果;早发现、早隔离、早治疗。

5. 治疗

- 砜类,如氨苯砜等。
- 利福平。
- 多种药物联合治疗。

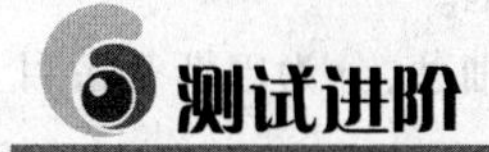

测试进阶

(一) 名词解释

(1) 卡介苗

(2) 结核菌素试验

(二) 问答题

(1) 试述结核菌素试验的原理和临床意义。

(2) 试述麻风的发病机制与诊治。

(3) 试述结核杆菌的成分与发病的关系。

【老主顾】

一个吝啬人,一顶帽子戴了15年。后来到底破了,不能戴了,去买一顶新的。市场上,只有一家帽子店,他走上去说:"我又来了。"

第十四章　嗜血杆菌属

板书笔记

- 嗜血杆菌属细菌是一类革兰阴性小杆菌，常呈多形态性，无鞭毛、无芽胞。
- 流感嗜血杆菌俗称流感杆菌，是嗜血杆菌属中对人有致病性的最常见细菌，分为巴斯德菌目（Pasteurellales）、巴斯德菌科（Pasteurellaceae）、嗜血杆菌属（*Haemophilus*）。
- 该菌名来自1892年流感世界大流行时；直至1933年将流感病毒分离成功才确认流感的真正病原体，但流感嗜血杆菌这一错名却仍沿用至今。

一、生物学性状

1. 形态与染色

- 流感杆菌是一种 G^- 菌，形态多样，菌体的形态与菌龄和培养基关系密切。
- 多数有菌毛，无鞭毛和芽胞。
- 外源性流感杆菌（有毒株）有荚膜，寄生在呼吸道内的无荚膜。

2. 培养

- 生长时需要X和V两种生长辅助因子。
- X因子——血红素。
- V因子——辅酶Ⅰ或 辅酶Ⅱ。
- 在巧克力色血平板培养基上生长良好。
- 培养18～24小时，菌落微小，无色，透明似露珠；48小时后形成灰白色较大的圆形、透明、无溶血菌落。
- 与金黄色葡萄球菌于血平板上共同培养时，在金黄色葡萄球菌菌落周围的流感嗜血杆菌菌落较大，离金黄色葡萄球菌菌落越远的越小，此现象称为“卫星现象”（satellite phenomenon）。

3. 生化反应

- 能分解葡萄糖、蔗糖，不发酵乳糖、甘露醇。
- 一般粗糙型菌株比有荚膜菌株分解糖的能力强。

4. 抗原结构

- 流感杆菌主要抗原：荚膜多糖抗原、菌体抗原。
- 根据荚膜多糖抗原，可将流感嗜血杆菌分为a～f 6个血清型，其中b型致病力最强，也是引起儿童感染最常见的菌型。
- 菌体抗原主要指外膜蛋白抗原，特异性不强。

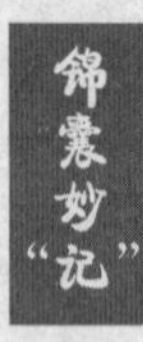

【流感杆菌】

流感杆菌非流感，继发感染多器官。
革兰阴性小杆菌，卫星现象辨不难。

5. 抵抗力

- 流感嗜血杆菌抵抗力较弱，对热和干燥均敏感。
- 对常用消毒剂也较敏感。

6. 耐药性

- 对氨苄西林和氯霉素的耐药性由质粒控制，可在细菌间转移。

二、致病性与免疫性

1. 带菌情况　流感杆菌较广泛地寄居于正常人上呼吸道；通常以冬季带菌率较高，发病率也增多。

2. 流行情况　本病遍布世界各国。

3. 致病物质

- 荚膜：抗吞噬。
- 菌毛：黏附、定植。
- 内毒素：致病作用尚不清楚。
- IgA 蛋白酶：水解 sIgA。
- 荚膜是本菌的主要毒力因子。

4. 所致疾病

- 原发性感染（外源性）：多为有荚膜 b 型菌株引起的急性化脓性感染（全身感染）。
- 继发性感染（内源性）：多由呼吸道寄居的无荚膜菌株引起（呼吸道感染）。
- 无荚膜菌株为上呼吸道正常菌群成员。

5. 流感嗜血杆菌威胁婴幼儿

● 中国儿童化脓性脑膜炎中 b 型流感嗜血杆菌占 51.7%，其中 84% 为两岁以下婴幼儿；儿童肺炎中流感嗜血杆菌占 34.3%；流感嗜血杆菌总发病率估计在 10/10 万。

● 专家们指出，流感嗜血杆菌是非结核性脑膜炎的首要致病原；而且流感嗜血杆菌在儿童肺炎中的作用被日益揭示。中国半岁至 5 岁婴幼儿流感嗜血杆菌自然抗体水平低，为流感嗜血杆菌感染的高危人群。

三、微生物学检查法

嗜血杆菌属检测程序见图 1-14-1。

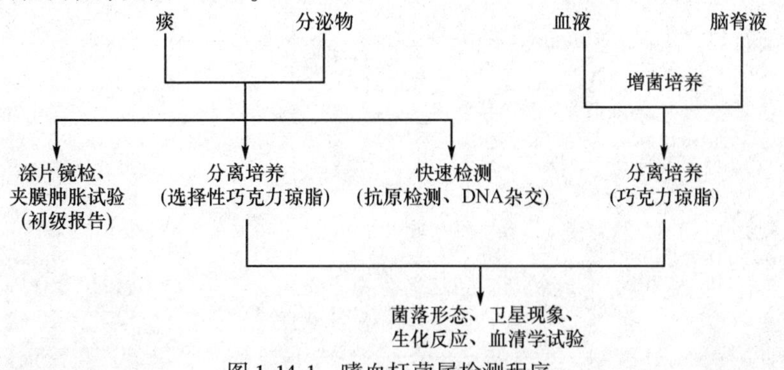

图 1-14-1　嗜血杆菌属检测程序

轻松一刻

【慢动作】

病人对牙科医生说："你真会赚钱，只有 3 分钟说赚了 3 美元"。

医生回答说："如果你愿意的话，我可以用慢动作给你拔。"

1. 查细菌

- 直接镜检。
- 分离培养。
- 体液或脓汁抗原检测。
- 核酸检测。

2. 鉴定依据

- 革兰阴性小杆菌、多形性。
- 培养采用巧克力色培养基，CO_2 培养。
- 血平板上有“卫星现象”。
- X、V因子需求试验阳性。

四、防治原则

1. 预防 有些国家制备 b 型流感嗜血杆菌荚膜多糖疫苗进行预防接种。

2. 治疗方案

- 选用广谱抗生素或磺胺类药物。
- 基本上所有菌株对较新的头孢菌素类(先锋霉素类)药物敏感，静脉注射头孢噻肟有很好的效果。

随想心得

第十五章　动物源性细菌

板书笔记

第一节　布鲁菌属

一、生物学特性

1. 形态与染色　G^-小球杆菌或短杆菌。

2. 培养特性　需氧菌,营养要求较高。

3. 抵抗力较强　在土壤、毛皮、病畜的脏器和分泌物、肉和乳制品中可生存数周至数月。

二、致病性与免疫性

1. 致病物质　内毒素;荚膜与侵袭性酶。

2. 感染途径　人主要通过接触病畜及其分泌物或接触被污染的畜产品经皮肤、黏膜、呼吸道、消化道等途径感染。

3. 所致疾病

(1) 人类——波浪热。

- 1 ~ 6 周的潜伏期。
- 胞内寄生菌。
- 反复形成菌血症及内毒素血症。
- 发热呈波浪形。
- 慢性病变;肝脾肿大。

(2) 家畜——母畜流产。

4. 免疫性

- 以细胞免疫为主。
- 有菌免疫、无菌免疫。
- Ⅳ型超敏反应(免疫保护及病理损害)。

轻松一刻

【名旦】

甲:"你知道四大名旦吗?"乙:"这谁不知道! 不就是北京鸭蛋、高邮咸蛋、山东鹅蛋,还有澳洲鸵鸟蛋嘛!"

三、微生物学检查法

1. 标本 血液、骨髓、尿、乳汁及关节渗出液等。

2. 分离培养与鉴定 双相肝浸液培养基。

3. 血清学检测 玻片凝集试验和补体结合试验。布鲁菌素皮肤试验用来诊断慢性布鲁菌病或是否感染过布鲁菌。

四、防治原则

- 控制和消灭家畜布鲁菌病。
- 切断传播途径。
- 免疫接种——减毒活疫苗。
- 急性期和亚急性期患者:利福平与多西环素联合(WHO)。
- 神经系统受累者:四环素合用链霉素。
- 慢性期患者:除上述病原治疗外,尚需进行脱敏和对症治疗。

第二节 耶尔森菌属

一、鼠疫耶尔森菌

(一) 生物学特性

1. 形态与染色 G^-短杆菌、两端浓染、有荚膜,可呈多形性。

2. 培养特性 27~30℃最适宜生长,一般在肉汤培养基表现为沉淀生长,液体不浑浊,经过24小时,形成沉淀,经过48小时后形成菌膜(呈“钟乳石”状下沉)。

3. 抵抗力 较弱。

4. 抗原结构

- F1抗原。
- V/W抗原。
- 外膜抗原。
- T抗原。

(二) 致病性

所致疾病如下:

- 烈性传染病——鼠疫(黑死病)。
- 传播媒介:鼠蚤。
- 传播途径:叮咬伤口、呼吸道。

锦囊妙“记”

【布氏杆菌属】

全身症状波浪热,接触病畜猪牛羊。
瑞特试验查抗体,柯氏染色红模样。

- 临床类型:腺鼠疫、肺鼠疫、败血症鼠疫。
- 死亡率高。
- 免疫力牢固。

(三) 微生物学检查法

- 在专用生物安全实验室检测。
- 标本采集。
- 标本直接涂片镜检。
- 分离培养与鉴定。
- 血清学检测。
- 核酸检测。

(四) 防治原则

1. 预防　灭鼠、灭蚤;尽快隔离患者,阻断人间鼠疫进一步流行;与患者接触者可口服磺胺嘧啶;对易感人群进行预防接种。

2. 治疗　早期应用抗生素是降低病死率的关键。腺鼠疫常用链霉素加磺胺类药物;肺鼠疫和败血症鼠疫常用链霉素或阿米卡星加四环素治疗。

二、小肠结肠炎耶尔森菌小肠结肠炎亚种

(1) 革兰阴性杆菌,无芽胞、无荚膜。营养要求不高,兼性厌氧。

(2) 所致疾病:小肠、结肠炎、结节性红斑与关节炎(自身免疫病)、败血症。

(3) 本菌引起的肠道感染常呈自限性,不需要做特殊治疗。

(4) 败血症患者的治疗,常采用广谱的头孢菌素与氨基糖苷类联用,取得较好的疗效。

三、假结核耶尔森菌假结核亚种

(1) 本菌为革兰阴性,无荚膜、无芽胞。生化反应与鼠疫耶尔森菌相似。

(2) 患病动物易形成多发性粟粒状结核结节。

(3) 引起的疾病与小肠结肠炎耶尔森菌相似:胃肠炎、肠系膜淋巴结肉芽肿、回肠末端炎;也可发生结节性红斑等自身免疫病。

第三节　芽胞杆菌属

一、炭疽芽胞杆菌

(一) 生物学性状

(1) 致病菌中最大的 G^+ 粗大杆菌,两端截平,无鞭毛。

轻松一刻

【运气来】

甲:"告诉你一个喜讯,我的运气来了。"乙:"什么事?"甲:"此次开奖,我的号码,和头奖只差俩号了。"

(2) 新鲜标本培养后形成竹节样排列的长链。有氧条件和适宜温度下易形成椭圆形芽胞,位于菌体中央,宽度小于菌体,有毒株可形成荚膜。

(3) 需氧或兼性厌氧,在普通琼脂培养基培养形成灰白色大而扁平的 R 型菌落,低倍镜观察可见卷发状边缘。

(4) 抗原有结构抗原(荚膜、菌体和芽胞等)和炭疽毒素复合物。

(5) 芽胞抵抗力很强。对青霉素、氯霉素、红霉素等多种抗生素敏感。

(6) 人类历史上第一个被发现的病原菌。

(7) 致病物质主要是荚膜和炭疽毒素。

(8) 炭疽芽胞杆菌引起食草动物炭疽病,人类可经多种途径感染该菌。

(二) 致病性与免疫性

(1) 皮肤炭疽:由直接接触患病动物或受染毛皮所致。

(2) 肺炭疽:由吸入芽胞所致。

(3) 肠炭疽:由食入未煮熟的病畜肉类、奶或被芽胞污染的食物所致。

(4) 3 型均可并发败血症,偶可引起炭疽性脑膜炎,死亡率极高。

(5) 感染炭疽后获得持久性免疫力。

(三) 微生物学检查法

(1) 根据病型、病程采取不同标本,直接涂片、革兰染色或特异性荧光抗体染色镜检。

(2) 接种血琼脂平板和碳酸氢钠琼脂平板进行分离培养。必要时将标本或培养物接种小鼠或豚鼠。

(3) 免疫荧光法检测荚膜抗体,ELISA 检查炭疽毒素,PCR 技术检测核酸。

(四) 防治原则

(1) 病畜应严格隔离,死畜焚毁或深埋,严禁食用;易感家畜接种疫苗;患者严密隔离至痊愈。

(2) 易感人群皮上划痕接种炭疽杆菌减毒活疫苗。

(3) 病原治疗首选青霉素,青霉素过敏者可采用环丙沙星及红霉素等。

二、蜡样芽胞杆菌

(1) 革兰阳性大杆菌,芽胞多位于菌体中央或次末端。

(2) 在普通琼脂平板上生长良好,菌落较大,灰白色,表面粗糙似融蜡状,故名。

(3) 本菌广泛分布于土壤、水、尘埃、淀粉制品、乳和乳制品等食品中,可引起食源性疾病和机会性感染。

(4) 所致疾病

- 食物中毒(呕吐型、腹泻型)。
- 全眼球炎(外伤后)。

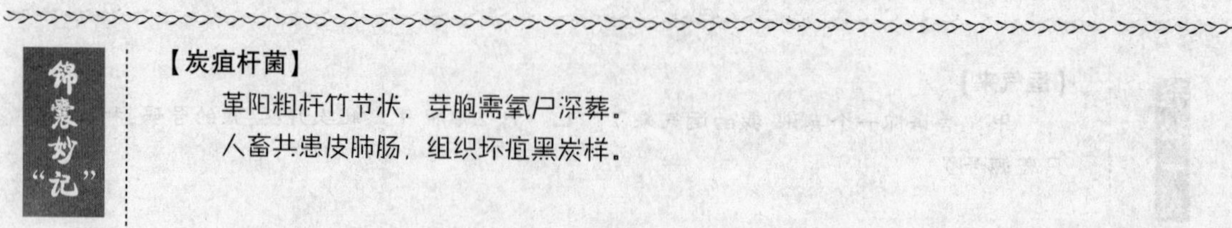

- 心内膜炎、败血症和脑膜炎。

(5) 本菌对红霉素、氯霉素和庆大霉素敏感,对青霉素、磺胺类耐药。

第四节　柯克斯体属

(一) 概况

(1) 柯克斯体属(Coxiella)归属于柯克斯体科,其下只有一个种,即贝纳柯克斯体,亦称Q热柯克斯体,是Q热的病原体。

(2) Q热意为疑问热,原指原因不明的发热,Burnet等1937年证明其病原体是一种立克次体,并命名为贝纳柯克斯体,归类于立克次体目立克次体科,目前将其暂归类于军团菌目柯克斯体科(2004年版《伯杰细菌分类手册》)。

(3) 贝纳柯克斯体形态为短杆状或球状,革兰染色阴性。

(4) 抵抗力较强,耐热,需100℃至少10分钟才能杀死,在干燥蜱粪中可保持活性一年半左右。

(二) 生物学性状

(1) Q热的传播媒介是蜱,贝纳柯克斯体在蜱体内可长期存活,并可经卵传代。

(2) 蜱叮咬野生啮齿动物和家畜使其感染,多数无症状,但却是主要的传染源,可通过乳、尿和粪便长期排泄病原体。

(3) 人类主要经消化道或偶尔呼吸道接触而感染。

(三) 致病性与免疫性

(1) 致病物质是脂多糖,引起Ⅲ型变态反应是Q热发病的机制之一。

(2) Q热分急性与慢性两种。

(3) 急性:症状类似流感或原发型非典型肺炎,发病突然,高热寒战,常有剧烈头痛、肌肉疼痛和食欲减退,很少出现皮疹。可并发心包炎和心内膜炎以及精神与神经等症状,还可引起肉芽肿性肝炎。

(4) 病后可获得一定的免疫力,以细胞免疫为主,体液免疫也有一定的作用。

(四) 微生物学检查法

(1) 该病在早期与流感相似,难以确诊。

(2) 一般在发热期间,未用抗生素之前采取外周血及其血清标本。

(3) 目前早期诊断多用间接免疫荧光试验和ELISA,其敏感性和特异性较高。

轻松一刻

【买甲鱼】

父亲对儿子说道:“你去买两只甲鱼,要活的。”儿子道:“死和活怎样看得出?”父亲道:“只要摆在水里,如果不游,就是死的。”儿子应了命令,跑到街上。等了好久,见了一个甲鱼担。他就跑过去,选了两只最大的,再跑到沿河边,把甲鱼放下水去。甲鱼看见了水,就游去了。他对卖甲鱼的说道:“这是活的!你要卖多少钱一斤?”

（五）防治原则

（1）预防应着重防止家畜的感染，要定期检疫，隔离传染源；要严格控制鲜乳和乳制品的卫生指标。

（2）对流行区的易感人群及家畜可接种Ⅰ相菌株制成的灭活疫苗或减毒活疫苗。

（3）急性Q热可口服四环素或多西环素；慢性Q热多联合应用多西环素和利福平治疗。

第五节　巴通体属

（1）巴通体属（*Bartonella*）归属于巴通体科，21个种。

（2）汉塞巴通体为猫抓病（cat scratch disease，CSD）的主要病原体。

（3）五日热巴通体为五日热（战壕热）的主要病原体。

第六节　弗朗西丝菌属

（1）弗朗西丝菌属（*Francisella*）是一类呈多形性的革兰阴性小杆菌，有2个种。

（2）土拉弗朗西丝菌土拉亚种（*F. tularesis*）为土拉热的病原体，常引起野生动物的感染，特别常见于野兔中，故俗称野兔热杆菌，人类常因接触野生动物或病畜引起土拉热。

第七节　巴斯德菌属

（1）巴斯德菌属为革兰阴性、卵圆形或杆状细菌，对人类致病的主要有多杀巴氏菌。

（2）本菌属可引起低等动物的败血症和鸡霍乱。人可通过接触染病的动物而感染，所致疾病有伤口感染、脓肿、肺部感染、脑膜炎、腹膜炎、关节炎等。

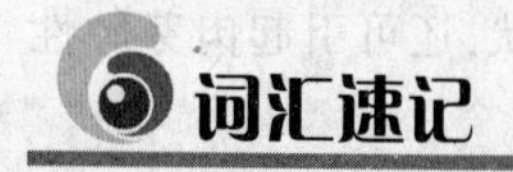

measles[ˈmiːzlz] *n.* 麻疹；只有复数形式

medium[ˈmiːdjəm] *n.* 培养基，媒体；med 中间，中介+ium 基，体；〈注〉medical 医学的

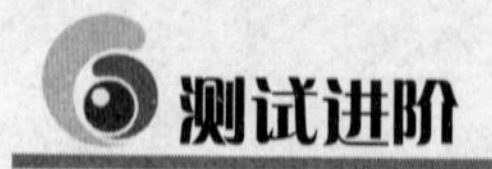

（一）名词解释

（1）zoonosis

（2）MT（murine toxin）

（3）F1 antigen

（4）V/W antigen

（二）问答题

（1）主要的动物源性细菌有哪些？各引起哪些人畜共患病？

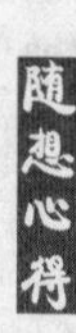

(2) 炭疽杆菌可通过哪些途径感染人体？各引起何种临床类型的炭疽？

(3) 我国流行的布氏杆菌有哪些生物种？最常见的是哪个种？怎样鉴别？

(4) 试比较鼠疫杆菌和钩端螺旋体在致病性方面的异同。

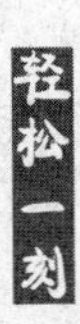

【弄出来不痛】

一个人高马大的运动健将因为肩关节脱臼而到医院急诊室，骨科医师正试图要把他的手推回原位，可是他却因疼痛而大叫且乱动，造成医师无法为他复位。此时急诊室正好有一个孕妇在生产，医师就很不耐烦地对这位运动健将说："你看看人家生孩子那么痛，都没像你叫得那么大声。"只见这位运动健将很痛苦地说："弄出来当然比较不痛，要不然你叫她把小孩再塞回去，看她叫不叫痛！"

第十六章 其他细菌

板书笔记

其他阴性杆菌

- G⁺菌,菌体一端或两端膨大呈棒状而得名。
- 菌体染色不均匀,出现节段浓染或异染颗粒。
- 排列不规则,呈栅栏状,或L形,或V形。
- 无荚膜、无鞭毛、不产生芽胞。
- 多为条件致病菌,只有白喉棒状杆菌是致病菌。

第一节 棒状杆菌属

白喉棒状杆菌(*C. diphtheriae*)

- 白喉(diphtheria)是一种急性呼吸道传染病。
- 特征为患者咽喉部出现灰白色的假膜。

一、生物学性状

1. 形态学特征

- 菌体细长,一端或两端膨大呈棒状,排列不规则,呈栅栏状、V字形或L形。
- 奈瑟染色后有异染颗粒。
- 革兰染色阳性。
- 异染颗粒成分:核糖核酸 + 多磷酸盐;作用为储存养料、鉴定价值。

2. 培养特性

- 吕氏血清斜面培养物:含凝固的血清,生长迅速,异染颗粒明显。
- 亚碲酸钾血平板:黑色菌落。原理:亚碲酸盐还原成碲(黑色)。
- 根据对亚碲酸钾的还原能力、菌落形态及生化反应可将白喉棒状杆菌分为3种类型:重型、轻型和中间型。
- 重型:菌落不溶血、不规则、有条纹。
- 轻型:菌落β溶血、有光泽、凸起。

3. 变异与抵抗力

- 白喉棒状杆菌形态、菌落和毒性均可发生变异。
- 无毒株,经过噬菌体形成溶原性细菌(产生外毒素)。

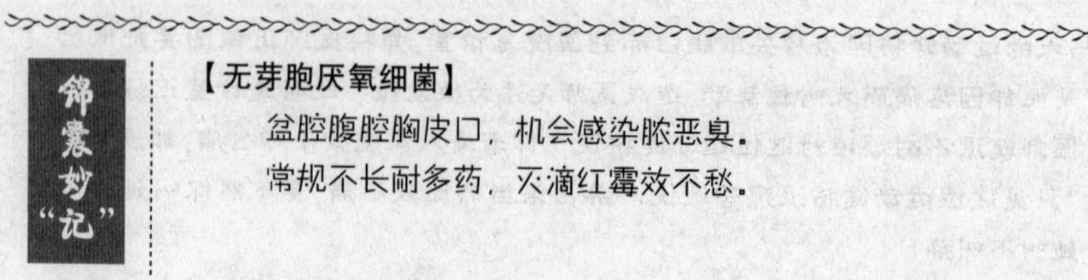

- 抵抗力：抗寒冷和干燥；对湿热抵抗力弱；对青霉素、氯霉素、红霉素敏感，对磺胺不敏感。

二、致病性与免疫性

1. 致病物质

- 白喉外毒素（diphtherotoxin）。
- 索状因子（cord factor）。
- K 抗原（K antigen）。

2. 致病机制

（1）白喉外毒素

- 只有携带 β 棒状杆菌噬菌体的溶原性白喉棒状杆菌才能产生外毒素。
- 外毒素结构：B 亚单位有结合和转位功能；A 亚单位上有 1 个催化区。
- 作用靶位：心肌和神经细胞。
- 作用特点：毒性作用大，1 个毒素分子能杀一个细胞；机体多种细胞，特别心肌、神经细胞均有毒素受体；肿瘤细胞对此毒素特别敏感。
- 作用机制：延伸因子-2（EF-2）灭活（A 亚单位），导致蛋白质合成减少。

（2）索状因子

- 破坏哺乳动物细胞中的线粒体。
- 影响细胞呼吸与磷酸化。

（3）K 抗原：抗吞噬。

3. 所致疾病

（1）白喉——急性呼吸道传染病临床表现

1）细菌与毒素共同作用引起局部症状：炎症，坏死，纤维蛋白渗出；假膜导致窒息。

2）毒素入血引起全身中毒症状。

（2）外周神经炎：膈肌麻痹—呼吸困难—声带麻痹—声音嘶哑—软颌麻痹—吞咽困难。

（3）心肌炎。

4. 免疫性

（1）人群易感性：普遍易感；1～5 岁儿童易感性最高。

（2）免疫特点

- 抗毒素免疫。
- 感染后机体可获得牢固的免疫力。
- 机体还可通过其他方式获得免疫力：6 个月以下婴儿——母亲；成人——隐性感染、疫苗。

三、微生物学检查法

1. 标本　假膜边缘取材。

轻松一刻

【戒烟】

某公患有心脏病，医生劝他戒烟，并且说：“如果不能一下子戒掉，可以先改成每天饭后抽一支。”一个月后，他又去看医生，医生检查后发现他又有了胃病，大惑不解，问：“这是怎么回事？”“可能是因为我为了遵守您饭后一支烟的建议，每天吃饭次数过多而且不规律吧。”

2. 涂片镜检 见表 1-16-1。

表 1-16-1 棒状杆菌属涂片镜检

标本片	镜下特点
革兰染色、奈瑟染色、Albert 染色	菌体着色、菌体排列、异染颗粒

3. 分离培养 见图 1-16-1。

4. 毒力鉴定 动物试验，Elek 平板毒力实验（图 1-16-2）。

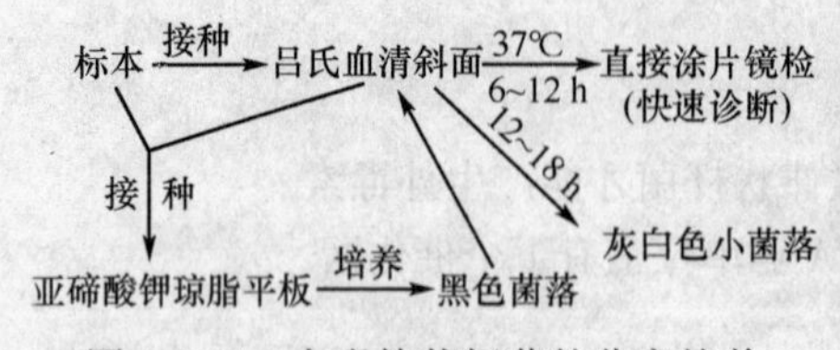

图 1-16-1 白喉棒状杆菌的分离培养

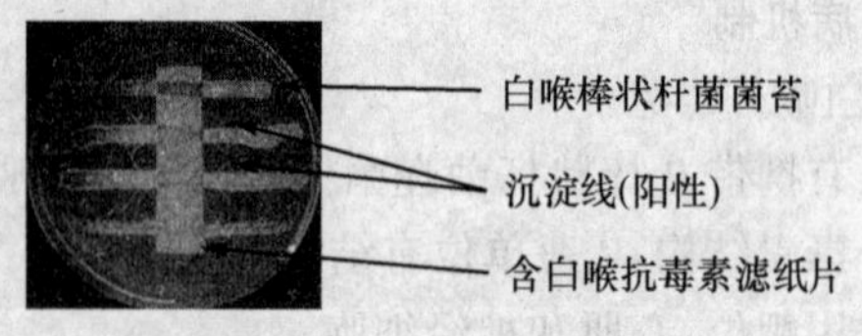

图 1-16-2 Elek 平板毒力实验

四、防治原则

1. 预防

- 人工主动免疫：注射 DTP 三联疫苗。
- 人工被动免疫：注射白喉抗毒素。
- 药物预防：用青霉素或红霉素预防。

2. 治疗

- 白喉抗毒素：皮试，尽早使用。
- 抗生素。

第二节 鲍特菌属

一、概 况

1. 鲍特菌属（*Bordetella*） 是一类 G^- 小球杆菌。

2. 对人致病 百日咳鲍特菌（*B. pertussis*）、副百日咳鲍特菌（*B. parapertussis*）。

3. 对动物致病 支气管败血鲍特菌（*B. bronchiseplica*）。

二、百日咳鲍特菌

（一）生物学性状

1. 百日咳杆菌的形态学特征 G^- 短小杆菌，有毒株有荚膜和菌毛。

锦囊妙“记”

【白喉棒状杆菌】

异染颗粒菌棒槌，碲盐菌落呈黑灰。
咽喉假膜身中毒，窒息心炎两者危。
急防需用抗毒素，远防类毒要加追。

2. 培养特性与变异菌种

(1) 培养特性

- 初次分离时营养要求较高。
- 常用含甘油、马铃薯、血液的鲍-金培养基。

(2) 变异菌种

- S 型菌株(新分离):称为Ⅰ相菌,有荚膜,毒力强。
- R 型菌株(人工培养):为Ⅳ相菌,无荚膜,无毒力。

3. 抗原结构及抵抗力

- K 抗原:菌体表面成分,又称凝集原,包括凝集因子Ⅰ~Ⅵ。
- O 抗原:菌体抗原。
- 抵抗力较弱,日光直射(1 小时)、加热(56℃,30 分钟)可杀死细菌。

(二) 流行病学特征

- 传染源:早期患者、带菌者。
- 传播途径:飞沫传播。
- 易感人群:儿童。

(三) 致病性与免疫性

- 潜伏期:7~14 天。
- 临床三期:卡他期、痉咳期、恢复期。
- 致病物质:荚膜、菌毛、毒素(生物活性物质,包括百日咳毒素和皮肤坏死毒素等)。
- 特征:菌不入血,主要造成局部组织损伤。
- 局部黏膜免疫,持久(主要的)。
- IgM、IgG、IgA。

(四) 微生物学检查与防治

1. 微生物学诊断　主要依靠细菌的分离鉴定。

- 观察典型菌落并进行染色镜检和生化反应鉴定。
- 用百日咳鲍特菌Ⅰ相免疫血清作凝集试验进行血清型鉴定。
- 荧光抗体法检查标本中抗原,可进行快速诊断。

2. 预防　“白百破”(DPT)三联疫苗,为死疫苗和类毒素组成的,属于主动免疫。

3. 治疗　首选红霉素。

轻松一刻

【流行书】

书店新雇的小王很好,主人极赞赏他。一日,主人刚从外面回来,见小王正在打电话。小王不晓得主人回来,主人便听着。“妹妹我爱你!青丝发!今夜早些来!我的太阳,你且笑一笑!”主人听了大怒,在他肩上一拍。“我装了电话,不是给你私人用的!”“对不起!小王慌了,这都是最新的书名。”

第三节 军团菌属

一、军 团 菌

- 军团菌是引起军团病的病原体，首发于1976年的美国退伍军人一次聚会，故称作军团病。
- 军团菌在自然界普遍存在，在天然水源及人工冷、热水管系统更多见。
- 军团菌在1984年被正式列入变形菌门γ-变形菌纲军团菌目军团菌科军团菌属，其属下共有46个菌种。

二、嗜肺军团菌

（一）生物学性状

1. 嗜肺军团菌的形态学特征

- G^-杆菌，常规染色不易着色；Giemsa染色：呈红色；Dieterle镀银染色：呈黑褐色。
- 端生或侧生鞭毛，有微荚膜和菌毛。
- 在组织中呈短杆状，人工培养基上呈多形态性。

2. 培养特性、抗原结构及抵抗力

- 培养基：活性炭-酵母浸出液琼脂（BCYE）培养基；F-G（Feeley-Garman）琼脂培养基。
- 有O和H抗原：根据O抗原将本菌分为15个血清型；我国主要流行的是1型（LP_1）和6型（LP_6）。
- 抵抗力较强：在蒸馏水中可存活100天以上，在下水道可存活1年。对热和化学消毒剂敏感。

（二）致病性与免疫性

1. 致病物质 微荚膜、菌毛、毒素和多种酶类。

2. 所致疾病

- 军团病：流感样型（轻型）、肺炎型（重病型）、肺外感染。
- 医院内感染：污染中央空调、冷却塔水后引起。

（三）微生物学检查与防治

（1）一般取下呼吸道分泌物、肺活检组织或胸腔积液等标本进行细菌学检查。

（2）无嗜肺军团菌特异性疫苗。

（3）控制污染源。

（4）首选红霉素治疗。

锦囊妙"记"

【百日咳杆菌】

痉挛阵咳鸡鸣音，眼血睑肿泪涕淋。
联合疫苗百白破，一箭三雕护童婴。

第四节 假单胞菌属

一、假单胞菌属共同特征

- 该属包括一群 G^- 杆菌,分布广泛。
- 与人类关系密切的有:铜绿假单胞菌(*P. aeruginosa*)、荧光假单胞菌(*P. fluorescens*)、类鼻疽假单胞菌(*P. pseudomallei*)。

二、铜绿假单胞菌

(一) 生物学性状

1. 铜绿假单胞菌的形态学特征 直或微弯 G^- 杆菌,有荚膜,单端有 1~3 根鞭毛,运动活泼。

2. 培养特性 需氧,4℃不生长,42℃生长,产生带荧光的绿色水溶性色素,有溶血环。

3. 抗原结构及抵抗力

- O 抗原(脂多糖+原内毒素蛋白):免疫原性强。
- H 抗原:鞭毛蛋白。
- 铜绿假单胞菌抵抗力较其他 G^- 菌强,对多种抗生素和消毒剂耐药。

(二) 致病性与免疫性

1. 所致疾病 引起医院感染的重要细菌。

2. 烧伤和创伤患者

- 原发皮肤感染。
- 败血症。

3. 感染频繁发生于免疫力低下者或使用介入性临床诊疗措施时

- 泌尿道感染:长期留置导尿管。
- 坏死性肺炎:使用污染的人工呼吸装置。
- 眼和耳等部位的感染、心内膜炎、脑膜炎等。

(三) 微生物学检查与防治

1. 标本 炎性分泌物、脓液、血液、脑脊液;医院病区或手术室的物品、医疗器材。

2. 鉴定

- 菌落特征。
- 色素。
- 生化反应。

轻松一刻

【无效的安眠药】

颜容憔悴的病人对医生说:"我家窗外的野狗整夜吠个不休,我简直要疯了!"医生给他开了安眠药。一星期后,病人又来了,看上去样子比上次更疲惫。医生问:"安眠药无效吗?"病人无精打采道:"我每晚去追那条狗,可是即使好不容易捉到一只,它怎么也不肯吃安眠药。"

3. 流行病学调查 血清学、铜绿假单胞菌素、噬菌体。

4. 预防

- 伤口、手术器械等严格消毒。
- 疫苗接种。

5. 治疗 可选用庆大霉素、多黏菌素等。

第五节 弯曲菌属

一、弯曲菌属共同特征

- 广泛分布于动物的肠道内。
- 主要引起人类的胃肠炎和败血症,为动物源性疾病。
- 对人类致病最常见的是空肠弯曲菌。

二、空肠弯曲菌空肠亚种

(一) 生物学性状

1. 空肠弯曲菌空肠亚种的形态学特征

- 形态细长,呈弧形、螺旋形、S形或海鸥状。
- 革兰阴性。
- 一端或两端有单鞭毛,运动活泼。

2. 培养特性

- 微需氧菌,在含2.5%~5% O_2 和10% CO_2 的环境中生长最好,在正常大气或无氧环境中均不能生长。
- 在凝固血清和血琼脂培养基上培养36小时可见无色半透明毛玻璃样小菌落,单个菌落呈中心凸起,周边不规则,无溶血现象。

3. 抵抗力

- 抵抗力弱,易被干燥、直射日光及弱消毒剂所杀灭,56℃,5分钟可被杀死。
- 对红霉素、新霉素、庆大霉素、四环素、氯霉素、卡那霉素等抗生素敏感;但近年发现了不少耐药菌株。

(二) 流行病学特征与临床表现

(1) 空肠弯曲菌是多种动物如牛、羊、狗及禽类的正常寄居菌。

(2) 污染食物和饮水,可引起人类急性肠炎和食物中毒。

(3) 临床表现

- 痉挛性腹痛、腹泻、血便或果酱样便,量多。
- 头痛、不适、发热。

随想心得

- 通常该病自限,病程5~8天。
- 败血症、脑膜炎等。

(三) 微生物学检查与防治

1. 标本　粪便,肛拭,剩余食物(立即送检)。

2. 检测方法

- 镜检:革兰染色观形态。
- 悬滴法:观菌鱼群样或螺旋样运动。
- PCR:直接检出粪便中的弯曲菌。

3. 预防

- 本病的预防在于及时诊断和治疗患者,以免传播。
- 加强卫生防疫及人畜粪便管理,注意饮食和饮水卫生。

4. 治疗

- 本菌对多种抗生素敏感,常用红霉素、四环素、庆大霉素治疗。
- 脱水患者注意补充液体、纠正体内电解质紊乱。

轻松一刻

【亲自】

老万在说到局长做的事情时,特别喜欢加上"亲自"两个字。局长召集会议,老万通知下面时,要强调"是局长亲自召开的。"局长交给的工作,老万总是逢人就要说明一下:"这是局长亲自布置的。"这天,老万从厕所出来,迎面和局长相逢,他脱口而出:"局长,您亲自来上厕所?"

第十七章　放线菌属与诺卡菌属

板书笔记

第一节　放线菌属(*Actinomyces*)

一、概　况

(1) 放线菌的特性

- 呈分枝状生长、革兰染色阳性的原核细胞型微生物。
- 广泛分布于自然界,种类繁多,有53个属。
- 绝大多数不致病,致病性放线菌主要为放线菌属和诺卡菌属的某些菌群。
- 是抗生素的主要产生菌。

(2) 正常寄居在人和动物与外界相通的体腔中,为人体的正常菌群,可引起内源性感染。

(3) 对人和动物致病的主要有衣氏放线菌、牛型放线菌、内氏放线菌和黏液放线菌等。

二、生物学性状

- 革兰阳性,丝状,常形成分枝状无隔菌丝。
- 无芽胞、无荚膜、无鞭毛。
- 厌氧或微需氧。
- 培养较困难,初次分离加5% CO_2 可促进其生长。
- 生长缓慢,4~6天长出灰白色、粗糙的微小菌落。
- 在患者病灶和脓汁中,肉眼可见黄色小颗粒,称为硫磺样颗粒(sulfur granule),压片后镜检,可见放射状排列的菌丝,形似菊花状。

三、致　病　性

(1) 放线菌正常寄居在口腔、上呼吸道、胃肠道和泌尿生殖道,为人体的正常菌群。当机体抵抗力下降,口腔卫生不良、拔牙或口腔黏膜受损时,可致内源性感染,引起放线菌病。

(2) 放线菌病的主要特征

- 放线菌病是一种软组织的化脓性炎症。
- 多呈慢性肉芽肿,常伴有多发性瘘管形成,脓汁中可见特征性的硫磺样颗粒。

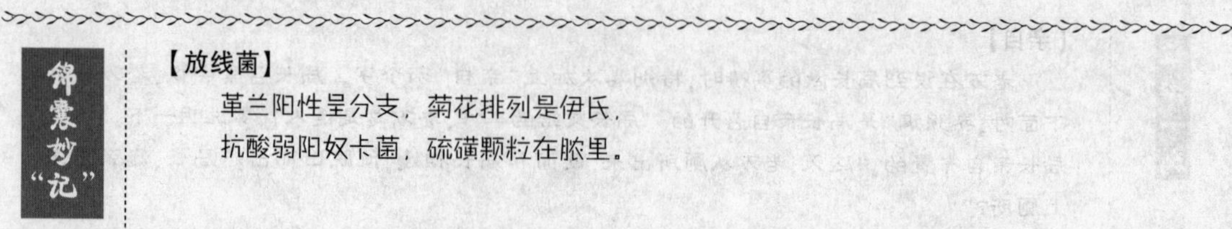

锦囊妙"记"

【放线菌】

革兰阳性呈分支,菊花排列是伊氏,
抗酸弱阳奴卡菌,硫磺颗粒在脓里。

- 可引起不同器官和组织感染。

(3) 临床类型

1) 面颈部放线菌病

- 最常见放线菌感染,约占60%。
- 大多近期有口腔炎、拔牙史或下颌骨骨折史。
- 临床表现为后颈面部肿胀,不断产生新结节、多发性脓肿和瘘管形成。

2) 脑膜炎和脑脓肿。

3) 肺部感染:症状和体征类似肺结核。

4) 腹部感染:常能触及腹部包块与腹壁粘连,出现便血和排便困难。

5) 盆腔感染:多继发于腹部感染。

6) 原发性皮肤放线菌病:常由外伤或昆虫叮咬所致。

7) 龋齿和牙周炎:与内氏和黏液放线菌感染有关。

四、微生物学检查法

1. 肉眼观察　在脓汁、痰液和组织切片中寻找硫磺样颗粒。

2. 显微镜检查　将标本中可疑硫磺样颗粒制成压片,革兰染色,在显微镜下观察特征性的菊花状菌丝。

3. 分离培养　将标本接种于沙保培养基及血平板上,在37℃、5% CO_2 分离培养1~2周。

五、防 治 原 则

1. 预防　注意口腔卫生,及时治疗口腔疾病。

2. 治疗　对脓肿和瘘管及时外科清创;使用足量的抗生素治疗。

第二节　诺卡菌属(*Nocardia*)

一、生物学性状

(1) 革兰阳性杆菌,形态与放线菌属相似。

(2) 部分诺卡菌具有弱抗酸性,用1%盐酸乙醇延长脱色时间,即可变为抗酸阴性,据此可与结核分枝杆菌相鉴别。

(3) 专性需氧菌,营养要求不高。

(4) 生长缓慢,一周左右可见表面干燥、有皱褶的菌落;在液体培养基表面形成菌膜。

二、致　病　性

1. 星形诺卡菌　主要通过呼吸道引起原发性化脓性肺部感染,引起肺炎、肺脓肿、慢性者类似

【新郎的答辞】

婚礼上,司仪宣布:"下一项,请新郎讲话。"当秘书的新郎向大家欠了欠身,咳了两声,说:"衷心感谢大家,在百忙之中参加我们的婚礼。这是对我们极大的关怀,极大的鼓舞,极大的鞭策。由于我们俩是初次结婚,缺乏经验,还有待各位今后对我们帮助、扶持。今天有不到之处,希望大家提出宝贵意见,以便我们下次改进。欢迎再来。"

肺结核或肺真菌病;也可引起中枢神经系统感染和皮肤创伤感染。

2. 巴西诺卡菌 可侵入皮下组织引起慢性化脓性肉芽肿,表现为肿胀、脓肿及多发性瘘管。感染好发于腿部和足,称足分枝菌病。

三、微生物学检查法

1. 肉眼观察 在脓汁、痰等标本中发现黄色或黑色颗粒状的诺卡菌菌落。

2. 显微镜检查 将标本制成涂片或压片,革兰染色和抗酸染色检查。

3. 分离培养与鉴定 将标本接种于沙保培养基和血平板上,在30℃或37℃条件下分离培养鉴定。

四、防治原则

1. 预防 诺卡菌的感染无特异性预防方法。

2. 治疗 对脓肿和瘘管等手术清创,使用抗生素或磺胺类药物治疗,通常不少于6周。

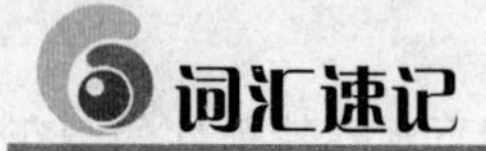

methyl[ˈmeθil,ˈmiːθail] *n.* 甲基,木精;〈注〉methenyl 甲叉亚甲(基);methylene 亚甲基

microscope[maikrdskəup] *n.* 显微镜;micro 微+scope 器〔例,endoscope 内镜〕

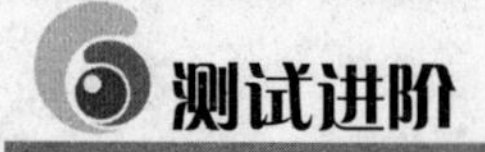

问答题

试述常见致病的放线菌特点。

随想心得

第十八章　支　原　体

板书笔记

第一节　概　　述

一、概念与分类

1. 支原体定义

- 缺乏细胞壁。
- 形态上呈高度多形性。
- 能通过除菌滤器。
- 在无生命培养基中能生长繁殖。
- 最小的原核细胞型微生物。
- 能形成有分支的长丝,故称支原体。

2. 支原体科分类

- 支原体属:肺炎支原体、人型支原体、生殖支原体、嗜精子支原体、发酵支原体、穿透支原体、梨支原体。
- 脲原体属:解脲脲原体、微小脲原体。

二、生物学性状

(一) 形态

(1) 大小为0.3～0.5μm。

(2) 高度多形性:球、杆、丝状和分枝状等。

(3) Giemsa染色呈淡紫色。

(二) 结构

1. 无细胞壁

2. 细胞膜

- 外层:蛋白质及糖类。
- 中层:脂质(磷脂为主,胆固醇占36%);凡作用于胆固醇的物质,如皂素、毛地黄苷、两性霉

轻松一刻

【镇静法】

她听得人家说:凡发生极重大事情的时候,只消喝一口冷水,就不会慌张。她和丈夫乘船出去游玩时,不料丈夫失足落水。她见丈夫很慌张,便道:"别慌!快喝一口水!"

素 B 等均能破坏细胞膜致其死亡。

- 内层:蛋白质及糖类。

3. 核质 基因组小,合成代谢有限。

4. 荚膜或微荚膜 抗吞噬作用。

5. 特殊的顶端结构 黏附宿主上皮细胞表面,与支原体致病有关。

(三) 培养特性

(1) 营养丰富的培养基:10% ~20% 人或动物血清以提供胆固醇与其他长链脂肪酸,多数还需添加酵母浸液、组织浸液等。

(2) pH:适宜 7.6 ~ 8.0,但解脲脲原体最适 pH 为 5.5 ~ 6.5。

(3) 兼性厌氧,在含 5% CO_2 和 90% N_2 中生长最佳。

(4) 繁殖方式多样,3 ~ 4 小时繁殖一代。

(5) 固体培养基:2 ~ 7 天长出直径 10 ~ 600μm 的"荷包蛋样"菌落。

(6) 液体培养基:清亮,用颜色变化单位(CCU)表示。

(7) 支原体与细菌 L 型的异同点见表 1-18-1。

表 1-18-1 支原体与细菌 L 型的比较

鉴别点	支原体	细菌 L 型
细胞壁缺失原因	在遗传上与细菌无关	与原菌相关,可以恢复
细胞膜	含高浓度固醇	细胞膜不含固醇
培养特性	需要胆固醇	大多需要高渗培养
菌落大小	生长慢,菌落小	菌落稍大(0.6 ~ 1.0mm)
液体培养	液体培养混浊度极低	有一定混浊度,可附壁

(8) 相同点

- 缺乏细胞壁,形态多样,能通过滤菌器。
- 固体培养菌落呈荷包蛋样或颗粒状。
- 临床表现相似,为间质性肺炎、泌尿生殖道感染、不育等。

(9) 致病性的病原体生化反应见表 1-18-2。

表 1-18-2 致病性的支原体生化反应的比较

支原体	葡萄糖	精氨酸	尿素	吸附细胞	致病性
肺炎支原体	+	-	-	红细胞	肺炎、支气管炎
人型支原体	-	+	-	-	泌尿生殖道感染
生殖支原体	+	-	-	-	泌尿生殖道感染
穿透支原体	+	+	-	红细胞、$CD4^+$T 细胞、巨噬细胞	条件感染多见于艾滋病
解脲脲原体	-	-	+	-	泌尿生殖道感染、流产及不孕不育

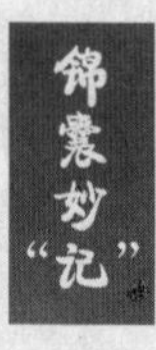

【支原体】

高度多态无胞壁，肺炎性病皆引起。
抗菌有效除青霉，人工培养冷凝集。
菌落犹如荷包蛋，中厚边薄且微细。

(四) 抗原结构

(1) 补体结合试验可检测糖脂类抗原。

(2) ELISA 试验可检测蛋白质类抗原。

(3) 血清抗体鉴定:生长抑制试验(growth inhibition test,GIT);代谢抑制试验(metabolic inhibition test,MIT)。

(五) 抵抗力

(1) 对化学消毒剂敏感,对结晶紫、醋酸铊、亚碲酸钾有抵抗力。

(2) 对影响细胞壁合成的抗生素如青霉素类天然耐受,但对干扰蛋白质合成的抗生素如多西环素、交沙霉素等敏感。

三、致病性与免疫性

(一) 致病机制

(1) 黏附素:黏附呼吸道或泌尿生殖道上皮细胞。

(2) 荚膜或微荚膜:抗吞噬作用。

(3) 毒性代谢产物:神经毒素、磷脂酶 C、核酸酶、过氧化氢和超氧离子均能引起宿主黏膜上皮细胞或红细胞的病理损伤。

(4) 超抗原:免疫调节。

(5) 其他:如穿透支原体黏附侵入 $CD4^{+}T$ 细胞引起损伤。

(二) 所致疾病

(1) 存在广泛,多不致病。

(2) 肺炎支原体引起原发性非典型性肺炎。

(3) 解脲脲原体、人型支原体和生殖支原体可引起泌尿生殖系统感染和不育症。

(4) 穿透支原体和发酵支原体为艾滋病的辅助致病因素。

(三) 免疫性

(1) 固有性免疫和适应性免疫。

(2) 体液免疫:抗膜蛋白的抗体包括 IgM、IgG 和 SIgA。

(3) 细胞免疫:主要是特异性 $CD4^{+}Th1$ 细胞分泌细胞因子。

第二节 主要致病性支原体

一、肺炎支原体

(一) 生物学性状

- 0.2 ~ 0.3μm,高度多形性。

轻松一刻

【不封口的圈】

某主任在一份外事活动请示报告上画了圈,结果出了差错。当上级追究领导的责任时,主任着了慌,忙把外事部门的同志找来训斥道:"你们知道我画的圈有几种吗? 我画的圈有圆的,有不圆的,有封口的,有不封口的。我画的这个圈不封口,表示不同意!"

- 初次分离约 10 天长出菌落;多次传代后生长加快,菌落呈“油煎蛋”状。
- 能发酵葡萄糖,不能利用精氨酸与尿素。
- 对亚甲蓝、醋酸铊、青霉素不敏感。

(二) 致病性与免疫性

1. 致病性

- 主要经飞沫传播,多数发生于夏末秋初,5 ~ 15 岁青少年发病率最高。
- 含特殊的顶端结构:P1 表面蛋白(170 kDa)和 P30(32 kDa)为主要的黏附蛋白。
- 具有超抗原作用,能刺激炎症细胞在感染部位释放大量的淋巴因子(如 TNF-α、IL-1、IL-6)引起组织损伤。

2. 所致疾病

- 原发性非典型肺炎(primary atypical pneumonia)或支原体肺炎(mycoplasmal pneumonia)。
- 临床症状:咳嗽、发热、头痛、咽痛和肌肉痛为主,有时并发支气管肺炎、皮疹、心血管和神经系统症状。
- 病理性变化:以间质性肺炎为主。

3. 免疫性

- 血清特异性 IgM、IgG 及 SIgA 和致敏的淋巴细胞。
- 呼吸道局部黏膜产生的 SIgA 对防止再感染有较强保护作用。
- 出现 IgE 介导的Ⅰ型超敏反应,促使哮喘病急性发作。

(三) 微生物学检查法

1. 分离培养 痰或咽拭子接种在 SP-4 培养基,挑选可疑菌落,经形态学、糖发酵、溶血性、血细胞吸附试验进行初步鉴定,进一步鉴定需用特异性抗血清做 GIT 与 MIT 实验。

2. 血清学检查

(1) 冷凝集试验:用病人血清与人 O 型血红细胞或自身红细胞混合,4℃过夜时可发生凝集,而在 37℃时凝集又分散解离开,但仅 50% 左右的患者才出现阳性。此反应为非特异性。

(2) 快速诊断

- ELISA:检测 P1 和 P30 蛋白 mAbs。
- PCR:从痰标本中检测 16S rRNA 或 P1 蛋白基因。

(四) 防治原则

1. 预防 肺炎支原体减毒活疫苗和 DNA 疫苗在动物实验中有一定的预防效果,但在人群中的应用尚未见报道。

2. 治疗 大环内酯类药物和喹诺酮类药物。

二、人型支原体

（一）生物学性状

- 分解精氨酸，最适 pH 为 7.2～7.4。
- 固体培养基上形成 200～300μm 的菌落，呈典型的“油煎蛋”状。

（二）致病性

- 寄居于泌尿生殖道，通过性接触传播，可引起附睾炎、盆腔炎、产褥热等。
- 新生儿感染则可引起肺炎、脑炎和脑脓肿。

（三）微生物学检查法

1. 病原体检测 液体和固体培养基接种；特异抗血清做 GIT 与 MIT 进一步鉴定。

2. 核酸检测 PCR 检测 16S rRNA 基因。此法快速、特异，适宜于大批量标本检测。

（四）防治原则

1. 预防 加强宣传教育，注意性卫生，切断传播途径。

2. 治疗 人型支原体对大环内酯类抗生素不敏感，对红霉素（100mg/L）不敏感；可用四环素类、喹诺酮类药物治疗，但有耐药株产生。

三、生殖支原体

（1）生殖支原体基本形态为烧瓶状，能发酵葡萄糖使培养基变酸。

（2）培养基上不生长，须在无醋酸铊 SP-4 培养基生长但缓慢，菌落呈典型的“油煎蛋”状。

（3）顶端结构有黏附素 MgPa，140 kDa，能黏附在人泌尿生殖道上皮，主要引起尿道炎。

（4）较难培养，生长慢，不适宜于常规实验室分离培养。实验室最好的诊断方法是核酸检测。

四、穿透支原体

（1）1991 年 Lo 首次从 1 例艾滋病患者尿中分离出一种新支原体，其形态为杆状或长烧瓶状，一端为顶端结构，具有黏附与穿入的作用。

（2）穿透支原体发酵葡萄糖，分解精氨酸，不分解尿素，在 SP-4 培养基上生长形成典型的“油煎蛋”状菌落。

（3）顶端结构能黏附于人红细胞、单核细胞、$CD4^{+}$T 淋巴细胞及人尿道上皮细胞，导致宿主细胞受损或死亡。

（4）可能是艾滋病发病的一个辅助因素。

轻松一刻

【慢动作】

病人：“拔一颗牙要多少钱？”

医生：“3 块钱。”

病人：“您可真会赚钱，3 秒钟就要赚 3 块钱。”

医生：“如果您愿意的话，我可以用慢动作来给您拔牙，那么可以拔上半个小时。”

五、解脲脲原体

（一）生物学性状

- 形态：0.5 ~ 0.3μm。
- 培养：最适 pH 为 5.5 ~6.5。
- 48 小时后固体长出 “油煎蛋”状菌落。
- 生化反应：分解尿素，不分解糖类和精氨酸。
- 抵抗力：对 1∶2000 醋酸铊不敏感。
- 抗原：MB 抗原是其主要膜抗原，将解脲脲原体分为 A、B 两大群，14 个血清型。

（二）致病性与免疫性

1. 致病机制

- 黏附于宿主细胞表面，引起细胞膜损伤。
- 产生毒性代谢产物如 NH_3，对宿主细胞有急性毒性作用。
- 人 IgA 特异蛋白酶降解 IgA1。
- 磷脂酶损伤宿主的细胞膜。

2. 所致疾病 引起非淋菌性尿道炎、尿路结石等，也可通过胎盘感染胎儿导致早产、死胎，或在分娩时感染新生儿引起呼吸道感染。

（三）微生物学检查与防治原则

- 解脲脲原体病原体检测与防治原则与人型支原体相同。
- 核酸检测可从患者泌尿生殖道标本中检测尿素酶基因、多带抗原基因和 16S rRNA 基因。

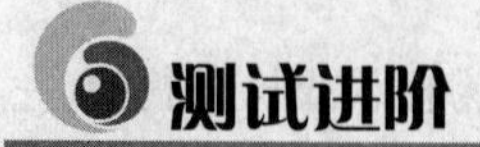

normal[ˈnɔːməl] *n.* 正规，常态；反义词：abnormal 反常的

nosocomial[ˌnɔsəˈkɔmiəl] *adj.* 医院源的；noso 疾病；〔例，nosogenic 病原的〕，医院+com 来+ial 的

测试进阶

（一）名词解释

（1）支原体

（2）解脲脲原体

（二）问答题

（1）简答肺炎支原体的致病性与免疫性。

（2）试述脲原体的生物学性状。

随想心得

第十九章　立克次体

板书笔记

一、概　　况

(1) 立克次体是一类以节肢动物为传播媒介、严格细胞内寄生的革兰阴性细菌。

(2) 1909 年由美国学者 Ricketts 最先发现,而且 Ricketts 在研究中不幸被感染而死,为了纪念他,将这一类微生物命名为 rickettsia。

(3) 对人致病的立克次体见图 1-19-1。

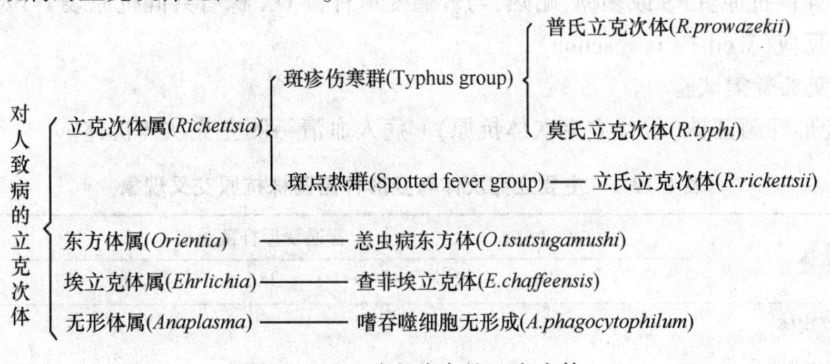

图 1-19-1　对人致病的立克次体

(4) 共同特点

- 大小:(0.2 ~0.6)μm×(0.8 ~2)μm。
- 多呈球杆状或杆状,G^-。
- 专性活细胞内寄生,二分裂法繁殖。
- 以节肢动物为传播媒介或储存宿主。
- 大多是人畜共患病病原体。
- 对抗生素敏感(磺胺类药物促进立克次体生长)。

二、生物学性状

1. 形态

- 多为球杆状、杆状。

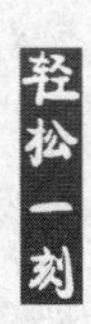

【功劳】

阴云弥漫,天色昏暗,一场暴雨就要来临。人工降雨队的队长命令队员马上开炮。一位队员说:"队长,已经掉雨点了,就节约几发炮弹吧!"队长不高兴地训斥道:"你真是个大傻瓜!越下越要打,不然怎么显示我们的功劳?!"

● Giemsa 染色呈紫色或蓝色，在感染细胞内分散于胞质内，或成堆堆于核旁，或呈桑葚状的包涵体。

● 桑葚状的包涵体。

2. 结构

● 细胞壁与 G^- 菌相似。

● 有些菌属没有脂多糖。

● 部分菌属有微荚膜样黏液层。

3. 培养

● 动物接种：豚鼠、小鼠。

● 鸡胚培养：卵黄囊。

● 细胞培养：鸡胚成纤维细胞；L929 细胞、Vero 细胞等。

● 9～12 小时分裂一代，最适生长温度为 32～35℃。

4. 抗原构造

(1) 种特异性抗原：外膜蛋白，不耐热。

(2) 群特异性抗原：LPS 或多糖，耐热，与普通变形杆菌 OX 株有共同抗原表 1-19-1。

(3) 外斐反应(Weil-Felix reaction)

● 原理：交叉凝集试验

● 普通变形杆菌菌株(替代立克次体抗原)+病人血清→测立克次体抗体。

表 1-19-1 主要立克次体与变形杆菌菌株抗原交叉现象

立克次体	普通变形杆菌菌株		
	OX_{19}	OX_2	OX_k
普氏立克次体	+++	+	-
莫氏立克次体	+++	+	-
恙虫病东方体	-	-	+++

5. 抵抗力

● 较弱，56℃，30 分钟即被灭活。

● 节肢动物粪便中可存活一年以上。

● 对氯霉素、四环素类抗生素敏感。

● 磺胺类药物可刺激其繁殖。

三、致 病 性

1. 感染途径

● 节肢动物叮咬：人虱、鼠蚤、蜱、螨等。

● 呼吸道或眼结膜感染。

随想心得

2. 致病机制

- 内毒素：类似 G^- 菌内毒素。
- 磷脂酶 A：溶解吞噬体膜、宿主细胞膜。
- 黏液层：黏附、抗吞噬。
- 免疫病理损伤。
- 主要靶细胞：小血管内皮细胞、白细胞。

3. 致病过程 以立克次体属为例。

立克次体→局部血管内皮细胞内增殖→第一次立克次体血症→全身器官的小血管内皮细胞内繁殖→第二次立克次体血症→ 损伤血管内皮细胞肿胀、坏死，血栓形成，DIC+全身中毒症状+ 脏器功能紊乱。

4. 所致疾病

- 人畜共患性疾病。
- 自然疫源性疾病。
- 实验室感染。

四、普氏立克次体

(1) 流行性斑疹伤寒、虱传斑疹伤寒。

(2) 流行环节

- 传染源：病人，不属于自然疫源性疾病。
- 储存宿主：病人。
- 传播媒介：人虱。
- 传播方式：人 $\rightleftharpoons$ 人虱 $\rightleftharpoons$ 人。

(3) 临床特点

- 潜伏期：2 周。
- 突然起病。
- 发热。
- 寒战。
- 头痛。
- 肌痛。
- 关节痛。
- 皮疹。

轻松一刻

【加油添醋】

“哥哥，这是我的语文作业，用‘加油添醋’这个词造句。你给看看吧。”哥哥接过弟弟的作业本，读道：“我爸爸是饮食公司副主任，他每天到中心饭店吃早点时，小王师傅都要往他的碗里加油添醋。”哥哥思索片刻，说：“句子倒是通顺的，不过‘加油添醋’这个词一般是作为比喻使用的，你在这句话里，写太实了。”说完，拿起铅笔，另外造了一句：“中心饭店每次评奖时，我爸爸都要去为小王师傅加油添醋地评功。”弟弟看了连连拍手叫好。这时爸爸走了过来，拿起这两条“造句”一看，脸上顿时显出不快，嘟囔道：“这写的是什么东西，纯属‘加油添醋’！”

五、斑疹伤寒立克次体(表 1-19-2)

1. 引起疾病

- 地方性斑疹伤寒(endemic typhus)。
- 鼠型斑疹伤寒(murine typhus)。
- 虱传斑疹伤寒(flea-borne typhus)。

2. 流行环节(图 1-19-2)

- 传染源:鼠。
- 储存宿主:啮齿类动物(主要为鼠)。
- 传播媒介:鼠蚤或鼠虱。

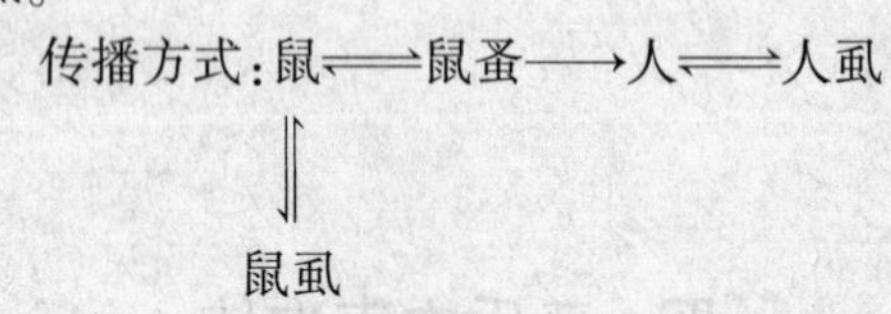

图 1-19-2 斑疹伤寒立克次体传播方式

3. 临床特点 与流行性斑疹伤寒相似,但病情较轻,发病缓慢,病程短,很少侵害中枢神经系统。

表 1-19-2 主要病原性立克次体

种类	传染源	媒介	主要临床表现	免疫力
普氏立克次体(流行性斑疹伤寒)	人	人体虱	发热、头痛、皮疹 神经系统、心血管系统损伤	持久
斑疹伤寒立克次体(地方性斑疹伤寒)	鼠等	鼠蚤 鼠虱	发热、头痛、皮疹	持久
恙虫病东方体(恙虫病)	鼠等	恙螨	局部黑色焦痂、发热、头痛、皮疹、内脏损害	持久

六、恙虫病东方体

1. 引起疾病 恙虫病(tsutsugamushi disease)、丛林斑疹伤寒(scrub typhus)。

2. 流行环节

- 传染源:鼠。
- 传播媒介:恙螨。
- 储存宿主:恙螨(经卵传代)。

3. 临床特点

- 潜伏期:7~10 天。
- 高热、剧烈头痛等。
- 红斑样皮疹、水疱、溃疡周围红润,上覆黑色痂皮(焦痂)。

随想心得

七、微生物学检查

1. 标本采集　急性期血液和双份血清。

2. 分离培养　细胞培养、卵黄囊接种、豚鼠或小鼠腹腔接种。

3. 血清学试验　免疫荧光试验、外斐反应。

4. 分子生物学方法　PCR。

八、防治原则

(1) 控制和消灭传播媒介和储存宿主(灭虱、灭蚤、灭鼠、灭螨、灭蜱等)。

(2) 检查中应严防实验室污染和人体感染。

(3) 治疗禁用磺胺类药物。

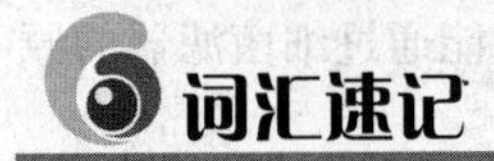

penetration[peni'treiʃ(ə)n] *n.* 穿孔,弥漫;penetrate 穿透(动词);〈注〉impenetrate 进入,贯穿

period['piəriəd] *n.* 期间;同义词:duration

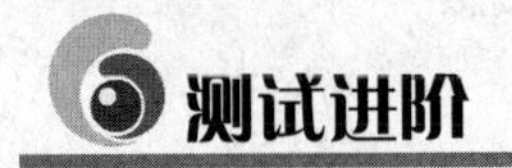

(一) 名词解释

外斐反应

(二) 问答题

(1) 立克氏体的种类与所致疾病。

(2) 斑疹伤寒的致病性和免疫性。

轻松一刻

【狼肉没提价】

一个小朋友在文具柜台前,从口袋里掏出一毛钱,对售货员说:“阿姨,买一枝羊毫毛笔。”售货员:“小朋友,羊毫的1毛5分钱一支。”小朋友:“上星期不是1毛吗?”售货员:“羊肉提价了,羊毛当然也提价啦!”

小朋友:“那就来一支狼毫的吧,阿姨,狼肉没有提价吧?”

第二十章　衣　原　体

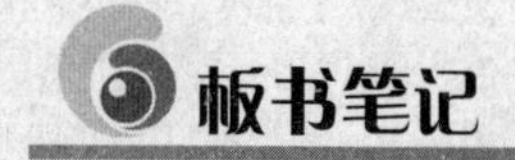

第一节　概　　述

一、定义与分类

1. 衣原体定义　衣原体一类严格真核细胞内寄生，具有独特发育周期，并能通过细菌滤器的原核细胞型微生物，归属于细菌学范畴。

2. 共同特性

- 有细胞壁，革兰阴性，呈圆形或椭圆形，具有独特的发育周期，类似细菌的二分裂方式繁殖。
- 有 DNA 和 RNA，含核糖体；具有严格的细胞内寄生性，对多种抗生素敏感。

3. 分类和性状比较　见图 1-20-1，表 1-20-1。

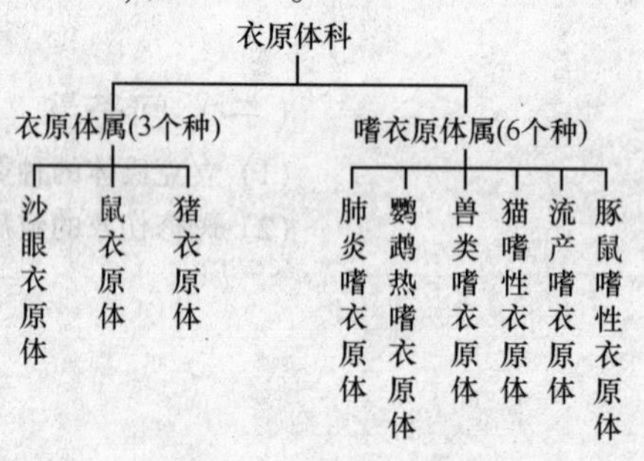

图 1-20-1　衣原体的分类

表 1-20-1　四种衣原体的性状比较

性状	沙眼衣原体	肺炎嗜衣原体	鹦鹉热嗜衣原体	兽类嗜衣原体
自然宿主	人、小鼠	人	鸟类、低等哺乳动物	牛、羊
原体形态	圆形、椭圆形	梨 形	圆形、椭圆形	圆形
基因组(bp)	1 044 459	1 230 230	1 169 374	1 106 197
G+C(%)	41～44.2	40	41.3	39.3
DNA 同源性(同种不同菌株间)	>90%	>90%	14%～95%	88%～100%
血清型	19	1	8	3
质粒	+	—(N16 株除外)	+	+
噬菌体	−	+	+	+
Pmp 基因	9	21	10	?

注：Pmp. polymorphic membrane proteins，多形态膜蛋白。

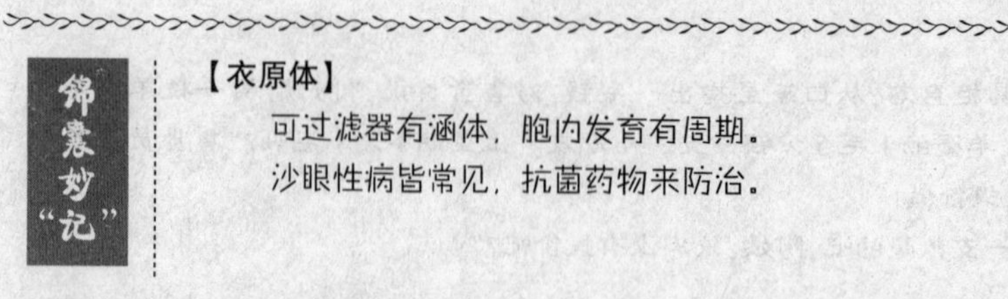

二、生物学性状

(一) 发育周期与形态染色

1. 原体(elementary body,EB) 呈球形、椭圆形或梨形,直径0.2～0.4 μm,是发育成熟的衣原体。具有强感染性,在宿主细胞外较稳定,无繁殖能力。Giemsa 染色呈紫色,Macchiavello 染色呈红色。

2. 网状体(reticulate body,RB) 亦称始体(initial body),圆形或椭圆形,直径0.5～1.0 μm,无细胞壁,代谢活跃。网状体是衣原体发育周期中的繁殖型,不具感染性,Macchivello 染色呈蓝色(表1-20-2)。

3. 衣原体的发育周期 原体吸附于细胞,8小时后发育成始体并增殖;30小时后始体开始分化为原体,并在细胞形成包涵体;48小时后细胞破裂,释放的原体继续感染邻近细胞。

表1-20-2 原体和始体的比较

性状	原体	始体
大小(μm)	0.2～0.4	0.5～1.0
细胞壁	+	−
代谢活性	−	+
胞外稳定性	+	−
感染性	+	−
繁殖能力	−	+
RNA∶DNA	1∶1	3∶1
细胞毒性	+	−

(二) 培养特性

1. 鸡胚接种 6～8天龄鸡胚卵黄囊中繁殖,感染后3～6天致鸡胚死亡,并可在卵黄囊膜中找到包涵体、原体和始体颗粒。

2. 组织细胞培养 可在HeLa、McCoy或HL等细胞中生长良好,可将接种有标本的细胞离心以促使衣原体穿入细胞。

(三) 抗原结构

1. 属特异性抗原 位于细胞壁的共同抗原,为脂多糖,类似于G^-菌的脂蛋白-脂多糖复合物,可用补体结合试验检测。

2. 种特异性抗原 大多数衣原体种特异性抗原位于主要外膜蛋白(major outer membrane protein,MOMP)上,可用补体结合试验和中和试验鉴别不同种衣原体。

3. 型特异性抗原 根据MOMP可变区氨基酸序列的不同,可将每种衣原体分为不同的血清型或生物型(biovar)。

(四) 抵抗力

(1) 衣原体耐冷不耐热,60℃仅能存活5～10分钟;在零下60℃感染性可保持5年,液氮内可保存10年以上,冷冻干燥保存30年以上仍可复苏。

(2) 对常用消毒剂敏感,紫外线照射可迅速灭活。

【误诊】

一位医生对女儿说:"我说你那男朋友是个没出息的家伙,这话你告诉他了吗?"

女儿:"我对他说了,他一点也不生气,他说你误诊也不是头一回了。"

(3) 四环素、氯霉素、多西环素和红霉素等抗生素有抑制衣原体繁殖的作用。

三、致病性与免疫性

(一) 致病性

(1) 能产生类似 G^- 菌内毒素的毒性物质,能抑制宿主细胞代谢,直接破坏宿主细胞。

(2) MOMP 能阻止吞噬体与溶酶体融合,表位易变异,在体内可逃避特异性抗体的中和作用而继续感染细胞。

(3) 热休克蛋白(HSP)能刺激机体巨噬细胞产生 TNF-α、IL-1、IL-6 等炎症性细胞因子。

(二) 免疫性

产生特异性细胞免疫和体液免疫,以细胞免疫为主。但免疫力不强,且为时短暂,因而易造成反复感染、持续性感染或隐性感染。

第二节　主要病原性衣原体

一、沙眼衣原体

(一) 生物学性状

(1) 原体为圆形或椭圆形,Giemsa 染色呈紫红色。原体能合成糖原,故被碘溶液染成棕褐色。

(2) 网状体核质分散,Giemsa 染色为深蓝或暗紫色。

(3) 根据 MOMP 表位氨基酸序列的差异,将沙眼衣原体分为 19 个血清型。

(4) 沙眼生物型:4 个血清型(A、B、Ba 和 C)。

(5) 生殖生物型:11 个血清型(D、Da、E、F、G、H、I、Ia、J、Ja 和 K)。

(6) LGV 生物型:4 个血清型(L1、L2、L2a 和 L3)。

(二) 致病性与免疫性

1. 所致疾病

(1) 沙眼:通过眼-手-眼途径直接或间接接触传播。由 A、B、Ba 和 C 血清型引起。早期流泪,后期结膜瘢痕、睑内翻、倒睫及角膜血管翳引起角膜损害,影响视力或致盲。

(2) 包涵体结膜炎

- 由 B、Ba、D、Da、E、F、G、H、I、Ia、J、Ja 及 K 血清型引起。
- 婴儿结膜炎:引起急性化脓性结膜炎(包涵体脓漏眼),不侵犯角膜,能自愈。
- 成人结膜炎:可经两性接触、经手至眼或污染的游泳池水感染,引起滤泡性结膜炎,又称游泳池结膜炎,一般经数周或数月痊愈,无后遗症。

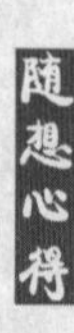

(3) 泌尿生殖道感染:沙眼生物型 D ~ K 血清型引起,男性多表现为非淋菌性尿道炎,并可合并附睾炎、前列腺炎、直肠炎等;女性表现为尿道炎、宫颈炎、输卵管炎与盆腔炎等。

(4) 婴幼儿肺炎:生殖生物型 D ~ K 血清型均可引起婴幼儿肺炎。

(5) 性病淋巴肉芽肿:侵犯男性腹股沟淋巴结,引起化脓性淋巴结炎和慢性淋巴肉芽肿,常形成瘘管;亦可侵犯女性会阴、肛门、直肠,引起会阴-肛门-直肠组织狭窄。

2. 免疫性 以细胞免疫为主。沙眼衣原体型别多,且 MOMP 易发生变异,病后建立的免疫力不持久。

(三) 微生物学检查法

1. 直接涂片镜检 取结膜或宫颈刮片,Giemsa 或碘液及荧光抗体染色镜检,观察上皮细胞质内有无包涵体。

2. 分离培养 取感染组织的渗出液或刮取物,接种于鸡胚卵黄囊或传代细胞,再用 IFA 或 ELISA 检测培养物中的沙眼衣原体。

3. 衣原体抗原与核酸组分检测 ELISA 用来检测沙眼衣原体 LPS 和 MOMP 的 PCR 和 LCR(连接酶链反应)等扩增技术检测沙眼衣原体 DNA。

(四) 防治原则

(1) 预防重点是注意个人卫生,避免直接或间接的接触传染。

(2) 治疗药物选用多西环素、罗红霉素、阿奇霉素、加替沙星等。

(3) 目前尚无有效的沙眼衣原体疫苗,MOMP 是其主要候选抗原。由于 MOMP 的多型性,其疫苗不易对所有型别沙眼衣原体都产生保护性,故增加了 MOMP 作为疫苗的难度。

二、肺炎嗜衣原体

(一) 生物学性状

1. 形态染色 原体电镜下呈典型的梨形,并有清晰的周浆间隙,Giemsa 染色呈紫红色,该方法对细胞内包涵体的定位比碘染法敏感。

2. 细胞培养 McCoy 和 HeLa 细胞,但都很难用于连续传代。目前常用 HEp-2 和 HL 细胞系,其在培养肺炎嗜衣原体的敏感性方面要高于前两者。

(二) 致病性与免疫性

1. 所致疾病

• 引起肺炎、支气管炎、咽炎和鼻窦炎等。起病缓慢,临床症状与肺炎支原体相似,表现为咽痛、咳嗽、咳痰、发热等,一般症状较轻。

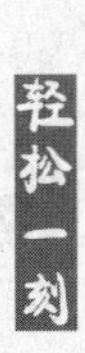

【中层干部】

甲:"新建的多层宿舍楼,怎么二层三层都分给处长、科长了?"

乙:"人家本来就是中层干部嘛!"

• 肺炎嗜衣原体与冠心病、动脉粥样硬化等慢性病的发生密切相关，但其具体机制尚待深入研究。

2. 免疫性 机体感染肺炎嗜衣原体后以细胞免疫为主，体液免疫为辅，但免疫力不持久，可重复感染。

（三）微生物学检查法

1. 病原学检查

• 先直接涂片，观察包涵体。

• 以荧光或酶标记的种特异性单克隆抗体检测标本中肺炎嗜衣原体抗原。

2. 血清学方法

• 微量免疫荧光试验（microimmuno-fluorescence test，MIF）是目前检测肺炎嗜衣原体感染最常用且较敏感的血清学方法，被称为“金标准”。

• 凡双份血清抗体滴度增高 4 倍或以上，或单份血清 IgM 抗体滴度≥1∶16，或 IgG 抗体滴度≥1∶512，可确定为急性感染，IgG≥1∶16 表示为既往感染。

3. PCR 检测特异性核酸 根据肺炎嗜衣原体的 16S rRNA 基因或 MOMP 基因保守序列计特异性引物，采用 PCR 技术检测特异性核酸片段，可用于临床标本的快速诊断。

三、鹦鹉热嗜衣原体

1. 生物学性状

• 原体呈球形或卵圆形。网状体呈球形或不规则形态。

• 原体在细胞空泡中增殖，形成结构疏松、不含糖原、碘染色呈阴性的包涵体。

• 至少可以分为 6 个血清型。

2. 致病性

• 经呼吸道、破损皮肤、黏膜或结膜感染。

• 临床表现多为非典型性肺炎。

3. 微生物检查

• 取患者血、痰标本或咽拭子直接涂片染色观察包涵体。

• IFA 或 ELISA 检测特异 IgM 抗体作为早期、特异诊断。

• PCR：可根据 16S rRNA 或 MOMP 基因设计特异引物，进行快速诊断。

4. 防治原则

• 严格控制传染源，对饲养的鸟类与禽类加强管理，避免鹦鹉热嗜衣原体的传播和流行。

• 从事禽类加工和运输的人员应注意加强防护，对进口的鸟类和禽类应加强检疫。

• 鹦鹉热确诊后，宜及早使用四环素类、大环内酯类或喹诺酮类抗生素彻底治疗。

随想心得

词汇速记

persistent[pe'sistənt] *adj.* 持续的;per 完全〔例,perfuse 灌注〕+sist 坐〔例,insist 坚持(硬往里坐)〕→完全坐进来→持续

pertussis[pə'tʌsis] *n.* 百日咳;<注>percuss 叩,敲

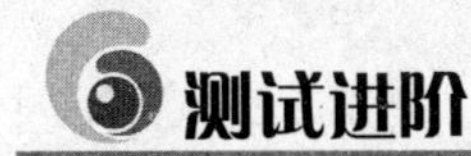

测试进阶

问答题

(1) 试述衣原体属的共同特征。

(2) 肺炎衣原体所致疾病的特点。

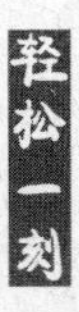

【小抬扛】

有一个小孩到药铺里去买药,一进门,敞开嗓子说:"老板,买药。"

老板:"人小嗓子不小。""知了小,声大哩!""知了没舌头呗!""簸箕有舌头,它咋不响?""它是竹子做的,当然不响。""笛子也是竹子做的,它为啥响呢?""笛子有眼呀!""筛子也有眼,它为啥不响?""筛子是死物。""鞭炮也是死物,它为啥响呢?""它肚里有药。""你这铺里也有药,它为啥不响?"

老板被这小孩问哑巴了。

第二十一章　螺　旋　体

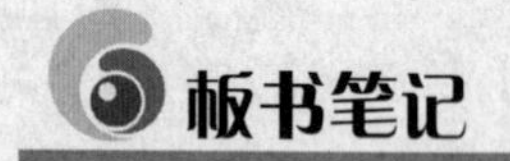

一、概　　况

螺旋体的分类与特征见表1-21-1。

表1-21-1　螺旋体的分类与特征

钩端螺旋体	螺旋细密规则，一端或两端弯曲成钩状	其中问号钩端螺旋体等对人和动物致病
密螺旋体属	螺旋较为细密规则，两端尖细	其中苍白密螺旋体苍白亚种、苍白密螺旋体极细亚种和品他螺旋体对人致病
疏螺旋体属	有3～10个稀疏不规则的螺旋	其中伯氏疏螺旋体、回归热螺旋体、赫姆疏螺旋体和奋森疏螺旋体对人致病

与螺形菌比较的形态学差异：菌体纤细有螺旋，内外膜之间有内鞭毛(endoflagella)，基因组特点及生物学性状与革兰阴性菌相似。

二、钩端螺旋体

(一) 生物学性状

1. 形状　一端或两端弯曲成钩状，菌体常呈问号状或C、S形。

2. 结构　柱形原生质体、内鞭毛、外膜(由内至外)。

3. 动力　常用暗视野显微镜观察，呈旋转式活泼运动。

4. 染色法　常用镀银染色法，菌体呈金黄色或棕褐色。

5. 培养　8%兔血清柯氏(Korthof)或EMJH培养基，28～30℃培养。

6. 基因组　有大、小两个染色体。

(二) 流行环节与特征

(1) 血清群型及自然动物宿主众多，其中野鼠和家畜危害较大。

(2) 动物感染后不发病或病情轻微，但持续从尿液排出钩端螺旋体，直接或经土壤间接污染水源(疫水)，人接触疫水感染后均引起钩端螺旋体病。

(3) 我国以稻田型和洪水型为主，故7～9月为高发季节。

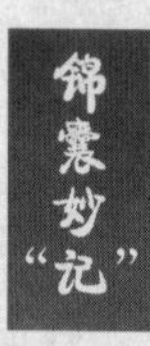

【螺旋体】

接触疫水招钩体，暗镜检查看动力。
寒热眼红与腿痛，凝溶助诊青霉治。
性道母胎传梅毒，RPR法诊及时。

（三）致病性与免疫性

1. 致病物质 黏附素、内毒素、溶血素、胶原酶。

2. 致病过程及临床表现 皮肤或黏膜→钩端螺旋体血症（发热、头痛、肌痛、眼结膜充血、浅表淋巴结肿大等）→ 侵入多种脏器，因主要受损脏器不同，临床上有多种病型。

3. 免疫性 主要依赖于特异性体液免疫。

（四）微生物学检查

1. 病原学检查 发病 7～10 天取外周血，两周后取尿液，离心集菌后暗视野显微镜检查。

2. 血清学检查 单份血清显微镜凝集试验（MAT）效价≥1：400、双份血清 MAT 效价呈 4 倍增长为阳性。

（五）防治原则

1. 预防 各血清群交叉保护作用有限，故采用多价疫苗。

2. 治疗 首选青霉素，过敏者用庆大霉素或多西环素。

三、梅毒螺旋体

（一）致病性密螺旋体分类

致病性密螺旋体见表 1-21-2。

表 1-21-2 致病性密螺旋体分类

苍白密螺旋体苍白亚种	即梅毒螺旋体，是人类梅毒病原体。梅毒（syphilis）是危害较为严重的性传播疾病（sexual transmitted disease，STD）
苍白密螺旋体地方亚种	非性传播梅毒（又称地方性梅毒）病原体
疏螺旋体属	雅司病病原体

（二）生物学性状

- 形状：两端尖直。
- 结构：与钩端螺旋体相同。
- 动力：移行、滚动等方式运动。
- 染色法：与钩端螺旋体相同。
- 培养：不能在无生命的人工培养基上生长繁殖，但可用棉尾兔上皮细胞或接种家兔培养。

（三）致病性与免疫性

- 致病物质：荚膜样物质、黏附因子、透明质酸酶。
- 致病过程及临床特征：获得性梅毒和先天性梅毒。

轻松一刻

【立克次体】

胞内生长靠媒传，抗菌可治勿磺胺。

斑疹伤寒恙虫热，外斐反应用变杆。

- 获得性梅毒病程及特征(表 1-21-3)。

表 1-21-3　获得性梅毒病程及特征

Ⅰ期梅毒	外生殖器硬下疳(hard chancre),传染性强
Ⅱ期梅毒	皮肤及黏膜梅毒疹(syphilid),传染性强、组织破坏小
Ⅲ期梅毒	动脉瘤、脊髓痨或全身麻痹,传染性小,组织破坏大

- 先天性梅毒:流产、早产或死胎,新生儿皮肤病变、马鞍鼻、锯齿牙、骨软骨炎、先天性耳聋等体征,俗称梅毒儿。
- 免疫性:传染性免疫,以迟发型超敏反应为主的细胞免疫抗感染作用较大。

(四) 微生物学检查

- 病原学检查:硬下疳、梅毒疹渗出液,用暗视野显微镜、直接免疫荧光法或 ELISA 检查。
- 血清学检查:RPR 或 TRUST 初筛,TPHA 或 TPPA 确诊。

(五) 防治原则

- 预防:加强性卫生教育和性卫生,但目前尚无疫苗。
- 治疗:青霉素类药物长程治疗。

四、伯氏疏螺旋体

(一) 伯氏螺旋体生物学性状

- 形状:两端稍尖。
- 结构:与钩端螺旋体相同。
- 动力:扭转、翻滚等方式运动。
- 染色法:镀银染色法、Giemsa 或 Wright 染色法效果较好。
- 培养:能用人工培养基培养,营养要求高。

(二) 流行环节及特征

- 动物宿主:野生和驯养的哺乳动物,其中以鼠和鹿较为重要。
- 传播媒介:主要是硬蜱。
- 流行地区和高发季节:我国东北和内蒙古等林区,5~6 月为高发季节。

(三) 致病性与免疫性

1. 致病物质　伯氏疏螺旋体能黏附并侵入靶细胞,但相关致病因子尚未肯定。内毒素样物质(ELS)具有类似细菌内毒素的毒性。

2. 致病过程与临床特征分三期

- 早期局部性感染:疫蜱叮咬处出现移行性红斑(ECM),伴有发热、肌肉和关节疼痛、局部淋巴结肿大。

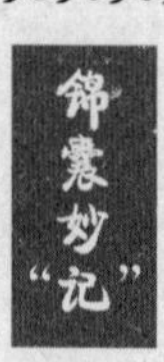

【腹股沟斜疝】

斜疝常发青少年，疝块肿物阴囊见。还纳可有冲击感，按压内环咳不现。

- 早期播散性感染：继发性红斑、面神经麻痹、脑膜炎。
- 晚期持续性感染：慢性关节炎、神经炎和萎缩性肌皮炎。

3. 免疫性　抗感染主要依赖于特异性体液免疫。

（四）微生物学检查

- ECM 初为红色斑疹或丘疹，继而扩大为圆形皮损，边缘鲜红，中央呈退行性变，多个 ECM 重叠在一起可形成枪靶形。
- 病原学检查：体内螺旋体数量较少，难以分离培养，但可用 PCR 检测皮损及血液、关节液等标本中 DNA 片段。
- 血清学检查：常用免疫荧光法和 ELISA，但需用免疫印迹法确定其特异性。

（五）防治原则

- 预防：避免蜱叮咬，目前尚无疫苗。
- 治疗：多西环素、青霉素和头孢菌素类药物。

五、回归热螺旋体

（1）生物学性状：运动活泼，Giemsa 染色呈紫红色。
（2）致病性：引起以反复周期性急起急退高热为特征的急性传染病（回归热）。
（3）虱传回归热：病原体为回归热疏螺旋体，虱传播。
（4）蜱传回归热：病原体为杜通疏螺旋体、赫姆斯疏螺旋体等，软蜱传播。
（5）免疫性：主要依赖特异性体液免疫。
（6）微生物学检查：外周血标本涂片、Giemsa 染色后镜检。
（7）防治原则：避免虱和蜱的叮咬。
（8）青霉素、四环素、红霉素治疗有效。
（9）目前尚无疫苗产品。

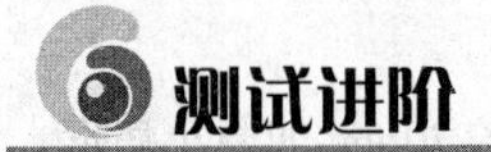

词汇速记

mumps 流行性腮腺炎；〈记〉mump 咀嚼+s→引申为腮腺炎（因为得此病后像在咀嚼东西）
mutation[mju(ː)ˈteiʃən] *n.* 突变；mut 变〔例，mutase 变位酶〕+ation 名词后缀
mycobacterium[ˌmaikəʊbækˈtiəriəm] *n.* 分枝杆菌属；myco 霉菌，分枝+bacteri 杆菌+um 名词后缀

测试进阶

问答题

比较三种螺旋体的致病特点。

轻松一刻

【洗耳恭听】

甲："你昨天的演说高明极了，大家都洗耳恭听。"乙："好说，过奖了。"甲："当真的。我听了回去，也跟着赶忙把耳朵洗干净。"

第二篇 病 毒 学

第二十二章 病毒的基本性状

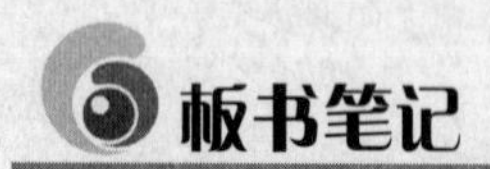

病毒为非细胞结构型微生物，体积微小，无完整细胞结构，仅有一种核酸（RNA 或 DNA）；严格细胞内寄生，只能在一定种类的活细胞中增殖，对抗生素不敏感，但对干扰素敏感（表 2-22-1）。

表 2-22-1 病毒与其他微生物的比较

特性	病毒	细菌	支原体	立克次体	衣原体	真菌
通过细菌滤器(0.45μm)	+	−	+	−	+	−
结构	非细胞	原核细胞	原核细胞	原核细胞	原核细胞	真核细胞
有无细胞壁	−	+	−	+	+	+
核酸类型	DNA 或 RNA	DNA+RNA	DNA+RNA	DNA+RNA	DNA+RNA	DNA+RNA
在人工培养基上生长	−	+	+	−	−	+
增殖方式	复制	二分裂	二分裂	二分裂	二分裂	有性或无性
抗生素敏感性	−	+	+	+	+	+
干扰素敏感性	+	−	−	−	−	−

第一节 病毒的大小与形态

1. 病毒体 完整成熟的病毒颗粒称，具有感染性。

2. 大小 各种病毒体大小差别悬殊，最大病毒约 300nm，如痘病毒；最小的 20nm，如微小病毒。

3. 形态 多数病毒为球形或近似球形，少数为杆状、丝状、弹状和砖块状，噬菌体呈蝌蚪状。

4. 病毒的大小与形态比较示意图 见图 2-22-1。

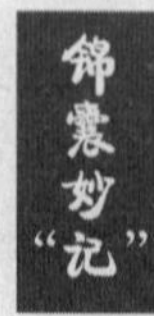

【病毒特性】

电镜观察因最细，油镜下见包涵体。
核心衣壳和包膜，核酸类型只有一。
附入合成装释放，胞内生长是复制。
抗菌无效闹干扰，耐冷怕热要注意。

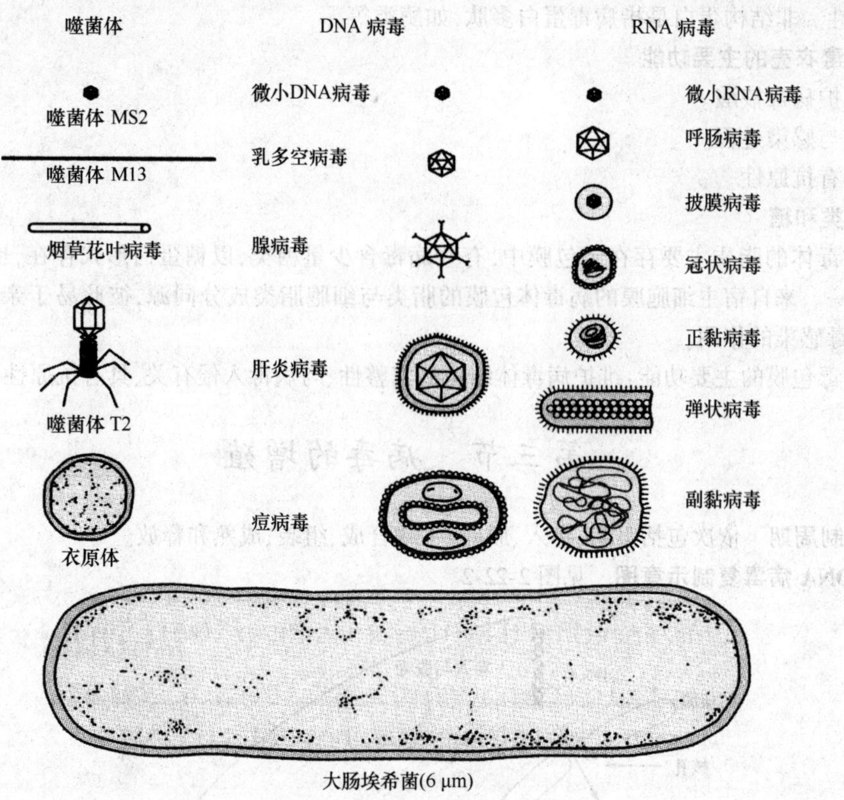

图 2-22-1　病毒大小与形态比较示意图

第二节　病毒的结构和化学组成

1. 病毒结构

• 核衣壳:核心(一种类型的核酸+小量非结构蛋白)+衣壳由壳粒组成(螺旋对称、20 面体立体对称、复合对称)。

• 包膜:蛋白质、多糖、脂类。

2. 病毒核酸

• 分成 DNA 和 RNA 病毒两大类。DNA 病毒大多为双链,RNA 病毒大多是单链。单链 RNA 有正链与负链之分。双链 DNA 或 RNA 皆有正链与负链。有的病毒核酸分节段。

• 病毒核酸的主要功能:病毒复制、决定病毒的特性、部分核酸具有感染性。

3. 病毒蛋白质

• 蛋白质是病毒的主要组成部分,约占病毒体总重量的 70% ,具有病毒的特异性。

• 病毒蛋白可分为结构蛋白和非结构蛋白。结构蛋白主要分布于衣壳、包膜和基质中,具有良

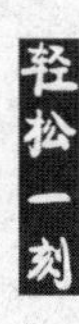

【抢答】

主持人:“最合体的衣服在哪儿?”红队:“在模特身上!”主持人:“最优质的产品在哪儿?”白队:“在广告里!”主持人:“最完美的人在哪儿?”蓝队:“在悼词里!”主持人:“抢答正确,各加 10 分!”

好的抗原性。非结构蛋白是指病毒蛋白多肽,如酶类等。

4. 病毒衣壳的主要功能

- 保护病毒核酸。
- 参与感染过程。
- 具有抗原性。

5. 脂类和糖

- 病毒体的脂质主要存在于包膜中,有些病毒含少量糖类,以糖蛋白形式存在,也是包膜的表面成分之一。来自宿主细胞膜的病毒体包膜的脂类与细胞脂类成分同源,彼此易于亲和及融合,起到辅助病毒感染的作用。
- 病毒包膜的主要功能:维护病毒体结构的完整性、与病毒入侵有关、具有抗原性。

第三节 病毒的增殖

1. 复制周期 依次包括吸附、穿入、脱壳、生物合成、组装、成熟和释放。

2. dsDNA 病毒复制示意图 见图 2-22-2。

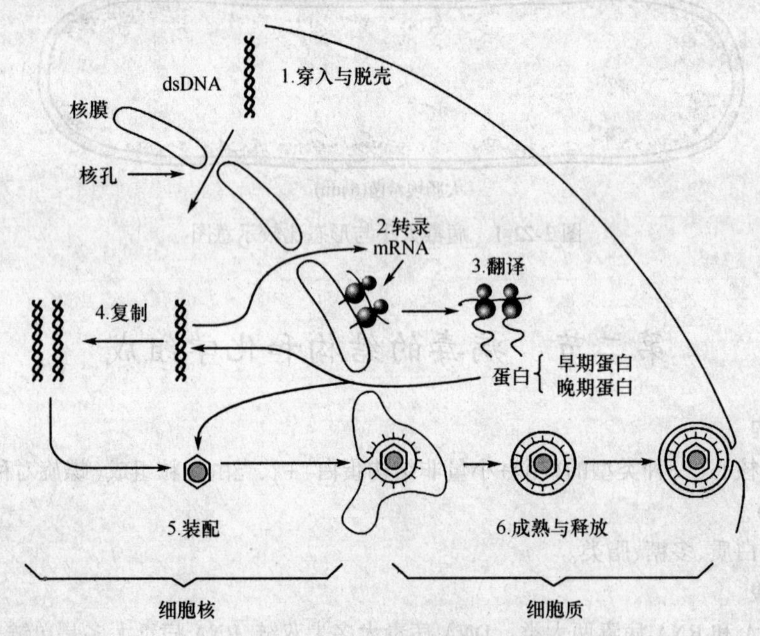

图 2-22-2 dsDNA 病毒复制示意图

3. +ssRNA 病毒复制示意图 见图 2-22-3。

4. 病毒的异常增殖

- 顿挫感染:病毒进入宿主细胞后,不能组装和释放出有感染性的病毒颗粒,称为顿挫感染。

随想心得

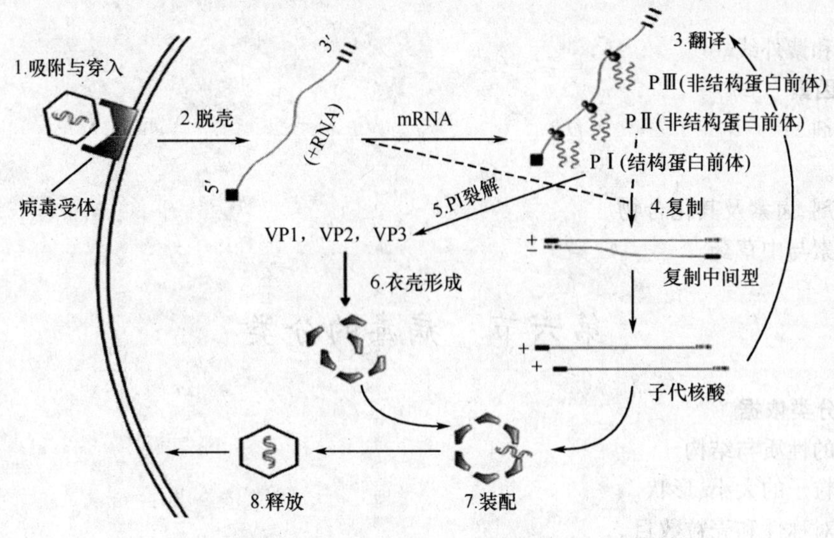

图 2-22-3　+ssRNA 病毒复制示意图

- 缺陷病毒：指因病毒基因组不完整或者因某一基因位点改变，不能进行正常增殖，复制不出完整的有感染性病毒颗粒，此病毒称为缺陷病毒。
- 辅助病毒：可以辅助缺陷病毒完成正常增殖的病毒。

5. 干扰现象

- 两种病毒感染同一细胞时，可发生一种病毒抑制另一种病毒增殖的现象称为干扰现象。
- 发挥干扰作用的缺陷病毒称为缺陷干扰颗粒。

第四节　病毒的遗传与变异

1. 基因突变

- 条件致死性突变株。
- 缺陷型干扰突变株。
- 宿主范围突变株。
- 耐药突变株。

2. 基因整合

- 互补作用和加强作用。
- 表型混合与核壳转移。

第五节　理化因素对病毒的影响

1. 物理因素

- 温度。

轻松一刻

【吓人的证明】

医生听到病人抱怨："您的诊断与其他几位医生十分不同，是不是您搞错了？"

医生和蔼地回答："不要听他们的，尸体解剖之后就能证明他们错了。"

- pH。
- 射线和紫外线。

2. 化学因素

- 脂溶剂。
- 酚类。
- 氧化剂、卤素及其化合物。
- 抗生素与中草药。

第六节　病毒的分类

1. 病毒分类依据

- 核酸的性质与结构。
- 病毒粒子的大小、形状。
- 衣壳对称性和壳粒数目。
- 有无包膜。
- 对理化因素的敏感性。
- 抗原性。
- 生物学特性。

2. DNA 病毒科分类及重要病毒　见表 2-22-2。

表 2-22-2　DNA 病毒科分类及重要病毒成员

病毒科名	成员
痘病毒科	天花病毒、痘苗病毒等
疱疹病毒科	单纯疱疹病毒Ⅰ型和Ⅱ型、水痘-带状疱疹病毒等
腺病毒科	腺病毒
嗜肝病毒科	乙型肝炎病毒
乳多空病毒科	乳头瘤病毒
小 DNA 病毒科	细小 B19 病毒、腺病毒伴随病毒

3. RNA 病毒科分类及重要病毒　见表 2-22-3。

表 2-22-3　RNA 病毒分类及重要病毒

病毒科名	成员
副黏病毒科	副流感病毒，麻疹病毒，腮腺炎病毒，呼吸道合胞病毒等
正黏病毒科	流感病毒 A，B，C 型
逆转录病毒科	HIV，HTLV
小 RNA 病毒科	脊髓灰质炎病毒等
冠状病毒科	冠状病毒
沙粒病毒科	沙粒热病毒等
弹状病毒科	狂犬病病毒，水疱口炎病毒
纤丝病毒科	埃博拉病毒，马堡病毒

4. 亚病毒　一类比病毒还小、结构更简单的微生物。

5. 类病毒　为植物病毒,单链杆状 RNA,有二级结构,无包膜或衣壳,不含蛋白质。

6. 卫星病毒　一类为自身衣壳蛋白,另一类为 RNA 分子需利用辅助病毒的蛋白衣壳。

7. 朊粒

测试进阶

(一) 名词解释

(1) 病毒

(2) 类病毒

(3) 融合因子

(4) SSPE

(二) 问答题

(1) 试述病毒主要的性状变异及实际应用意义。

(2) 比较病毒与其他微生物的区别。

(3) 试述病毒的组成特点。

轻松一刻

【记性太坏】

"亲爱的克拉克,年轻的男子在字条上写道,请原谅我再次打扰您。我的记忆如此之坏!我昨天向你求爱而现在竟一点儿也记不得你当时说的是'行'还是'不行'。"

"亲爱的威尔,年轻的女子用纸条回答说,见到你的字条真高兴。我记得昨天我说的是'不行',但是我实在想不起是对谁说的了。"

第二十三章　病毒的感染与免疫

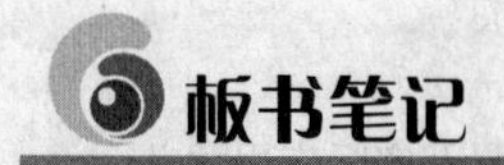

第一节　病毒的致病作用

一、病毒感染的传播方式

1. 水平传播　在人群不同个体间的传播，是大多数病毒的传播方式。

2. 垂直传播　由宿主的亲代传给子代的传播方式。

3. 垂直传播方式及常见病原体感染　见表2-23-1。

表2-23-1　垂直传播方式及常见病原体感染

类型	途径	病原体感染
产前	胎盘	风疹病毒等
围生期	产道	衣原体等
产后	哺乳	巨细胞病毒等

4. 人类病毒的感染途径　见表2-23-2。

表2-23-2　人类病毒的感染途径

主要感染途径	传播方式及途径	病毒种类
呼吸道	空气	流感病毒等
消化道	污染水或食品	脊髓灰质炎病毒等
输血、注射	污染血或血制品	HIV等
眼或泌尿生殖道	接触、游泳池	疱疹病毒1、2型等
胎盘、围生期	宫内、分娩产道等	乙肝病毒等
破损皮肤	昆虫叮咬	脑炎病毒等

二、病毒感染的致病机制

（一）对宿主细胞的致病作用

1. 致病作用

- 杀细胞效应。

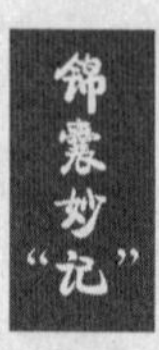

【腹腔脓肿】

膈下季肋痛水肿，盆腔尿频便急重。直肠指检痛包块，B超检查现形踪。穿刺抽脓加抗菌，切开引流利排脓。

- 稳定状态感染。
- 包涵体形成。
- 细胞凋亡。
- 基因整合与细胞转化。

2. 细胞病变作用(CPE)　病毒大量复制过程中可损伤细胞核、细胞膜、内质网、线粒体,导致细胞裂解死亡。在体外实验中,通过细胞培养和接种杀细胞性病毒后,可用显微镜观察到细胞变圆、坏死,从瓶壁脱落等现象。

3. 包涵体　某些受病毒感染的细胞内,用普通光镜可看到与正常细胞结构和着色不同的圆形或椭圆形斑块,称为包涵体。

4. 基因整合与细胞转化

- 某些DNA病毒和逆转录病毒在感染中可将基因整合于宿主细胞基因组中,导致细胞转化,增殖变快,失去细胞间接触抑制,细胞转化也可由病毒蛋白诱导发生。
- 基因整合或其他机制引起的细胞转化与肿瘤形成密切相关。

(二) 病毒感染的免疫病理作用

- 抗体介导的免疫病理作用。
- 细胞介导的免疫病理作用。
- 致炎性细胞因子的病理作用。
- 免疫抑制作用。

(三) 病毒的免疫逃逸机制

(1) 病毒的免疫逃逸是病毒通过逃避免疫监视、防止免疫激活或阻止免疫反应发生等方式来逃脱免疫应答。

(2) 病毒逃逸免疫应答举例见表2-23-3。

表2-23-3　病毒逃逸免疫应答举例

免疫逃逸机制	病毒举例及作用方式
细胞内寄生	通过逃避抗体、补体及药物作用而发挥逃避免疫
抗原变异	HIV、甲型流感病毒高频率的抗原变异
抗原结构复杂	鼻病毒等型别多致使免疫应答不利
损伤免疫细胞	HIV等可破坏机体免疫系统
降低抗原表达	腺病毒等可抑制MHC-Ⅰ转录、表达
病毒的免疫增强作用	登革病毒等再次感染,中和抗体能促进病毒进入单核细胞,导致病毒血症及病毒-抗体复合物形成,导致登革热休克综合征

轻松一刻

【缩小】

甲:"照片与实物,到底不同。"

乙:"那自然,无论怎样的小孩,总没有照片那么小。"

三、病毒感染的类型

（1）根据有无临床症状：隐性感染和显性感染。

（2）根据病毒在体内感染的过程、滞留的时间：急性病毒感染和持续性病毒感染。

（3）急性病毒感染（病原消灭型感染）。

（4）持续性病毒感染

- 潜伏感染：单纯疱疹病毒引发唇疱疹。
- 慢性感染。
- 慢发病毒感染。
- 急性病毒感染的迟发并发症。

四、病毒与肿瘤

（1）大量研究资料显示许多病毒与人类肿瘤密切相关。

（2）病毒与肿瘤的关系可分为两种：一种是肯定的，即肿瘤由病毒感染所致，如人乳头瘤病毒引起的人疣，为良性肿瘤，及人类嗜T细胞病毒所致的人T细胞白血病，为恶性肿瘤；另一种是密切相关，但尚未获肯定，如乙型肝炎病毒、丙型肝炎病毒与原发性肝癌，EB病毒与鼻咽癌和淋巴瘤，人乳头瘤病毒、单纯疱疹病毒-2型与宫颈癌，以及人疱疹病毒-8与卡波西肉瘤等。

（3）已知与人类恶性肿瘤密切相关的病毒

- HPV、HSV-2与宫颈癌。
- HBV与原发性肝癌。
- EBV与鼻咽癌、恶性淋巴瘤。
- 人类嗜T细胞病毒与成人T淋巴细胞白血病。

（4）虽然细胞转化是肿瘤形成的第一步，但不是形成肿瘤的必经步骤。相反，长时间无限增殖的细胞比正常细胞更易于突变或基因重排。

第二节　抗病毒免疫

1. 固有免疫

- 干扰素。
- 巨噬细胞、NK细胞。

2. 适应性免疫

- 体液免疫。
- 病毒中和抗体。
- 血凝抑制抗体。
- 补体结合抗体。
- 细胞免疫。

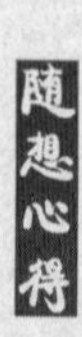

- 细胞毒性 T 细胞。
- $CD4^+Th1$。

3. 干扰素

- 干扰素(interferon,IFN)是由病毒或其他干扰素诱生剂诱使人或动物细胞产生的一类糖蛋白,作用于机体细胞,可表现出抗病毒、抗肿瘤及免疫调节等多方面的生物活性。
- 天然干扰素 α、β、γ 三型的特性比较见表 2-23-4。

表 2-23-4　天然干扰素的特性比较

型别	诱生剂	产生细胞	编码的基因	pH 2.0、56℃	种特异性
IFN-α	病毒	白细胞	第 9 号染色体	稳定	低
IFN-β	有机聚合物	成纤维细胞	第 9 号染色体	稳定	强
IFN-γ	T 细胞促分裂剂,抗原	致敏淋巴细胞	第 12 号染色体	不稳定	强

4. 体液免疫

- 病毒中和抗体:针对病毒某些表面抗原的抗体。此类抗体能与细胞外游离的病毒结合从而消除病毒的感染能力。中和抗体不能直接灭活病毒,形成的免疫复合物可被吞噬清除。
- IgG:唯一能通过胎盘的抗体。出生后 6 个月的婴儿保留母体的 IgG。
- IgM:不能通过胎盘。新生儿 IgM 提示有宫内感染。可作为早期诊断。
- SIgA:存在于黏膜分泌液中,可阻止病毒的局部入侵。

5. 细胞免疫

- CTL:可识别病毒感染的靶细胞,裂解和凋亡靶细胞,清除或释放在细胞内复制的病毒体,在抗体的配合下清除病毒,是终止病毒感染的主要机制。
- 活化的 Th1:可通过分泌 IFN-γ、TNF 多种细胞因子发挥抗病毒作用。

6. 抗病毒免疫持续时间

- 型别单一、可产生病毒血症的病毒,产生的免疫力较为牢固,且持续时间较长,如水痘病毒等。
- 无病毒血症的局部或黏膜感染,免疫力短暂,可多次感染,如流感病毒等。
- 易发生抗原变异的病毒,免疫力短暂,如流感病毒等。

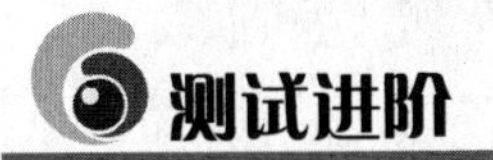

问答题

试述机体的抗病毒机制。

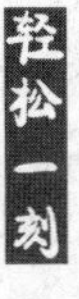

【手比脑袋重要】

一位外科大夫和一位内科大夫冲上去赶医院里的电梯,刚到门口,电梯就开始关门。外科大夫把头伸过去夹在两扇门之间,而不是用手撑开门。

"你难道没有想到,内科大夫对他的同事说,把头夹在门里是一种很奇怪的电梯停下来的办法吗?"

"不奇怪。外科大夫说道,我的手要留下来做手术。"

第二十四章 病毒感染的检查方法与防治原则

板书笔记

第一节 病毒感染的检查方法

一、标本的采集与送检

- 采集急性期标本。
- 使用抗生素。
- 冷藏保存,快速送检。
- 采集双份血清。

二、病毒的分离与鉴定

(一) 病毒的分离培养

1. 动物接种

- 应用:无敏感细胞培养的病毒。
- 优点:结果易观察,可建立动物模型。
- 缺点:要有饲养条件,费用高,有潜伏病毒,对许多人类病毒不敏感。

2. 鸡胚培养

- 优点:对多种病毒敏感,条件易控制,操作简单,成本较低。
- 缺点:无病毒增殖指标;有些病毒可致鸡胚死亡。

3. 细胞培养

- 原代细胞:对多种病毒敏感;来源困难,获取成本高;可携带潜伏病毒。
- 二倍体细胞:对多种病毒敏感;不带病毒,无致癌潜能;用于病毒疫苗生产。
- 传代细胞:对多种病毒敏感;繁殖能力高,传代时间长;不能用于病毒疫苗生产。

4. 病毒在培养细胞中的增殖指征

- 细胞病变(细胞病变效应,cytopathic effect,CPE)。
- 红细胞吸附(带有血凝素的病毒感染细胞后,能与脊椎动物红细胞结合)。
- 病毒干扰作用(某些病毒不引起 CPE,但可干扰感染同一细胞另一病毒增殖,抑制该病毒的 CPE)。

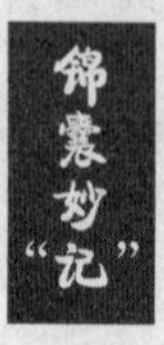

【肠梗阻的处理原则】

麻痹除因保守治,绞窄手术莫推迟,单纯保守一两日,无效就需手术医。

- 细胞代谢的改变。

(二) 病毒的鉴定

1. 形态学鉴定

- 光学显微镜:巨细胞病毒包涵体。
- 透射电镜:SARS 病毒。

2. 血清学鉴定

- 用已知特异性抗体对病毒进行种、型和亚型的鉴定。
- ELISA。
- 中和试验。
- 血凝抑制试验。
- 补体结合试验。

3. 分子生物学方法鉴定

- 对病毒的蛋白抗原、核酸进行检测。
- 蛋白印迹技术。
- 核酸扩增。
- 核酸杂交。
- 基因芯片。
- 基因测序。
- 新病毒的鉴定:核酸类型的测定、理化性状的检测、基因测序和生物对比。

(三) 病毒数量与感染性测定

1. 50% 组织细胞感染量($TCID_{50}$)

- 原理:测定使 50% 细胞出现 CPE 的最小病毒量。
- 以 CPE 作指标,判断病毒感染性和毒力。
- 测定活病毒数量。

2. 红细胞凝集实验

- 原理:测定使红细胞发生凝集的最小病毒量。
- 测定病毒总量(活病毒+死病毒)。
- 凝集效价:能使红细胞呈++凝集的病毒最高稀释度为凝集效价,该稀释度记为一个血凝单位。

3. 空斑形成试验

- 原理:将适量病毒接种单层细胞,病毒增殖使感染的细胞脱落,形成肉眼可见的空斑。
- 空斑形成单位(plaque formatting unit,PFU):由一个感染病毒增殖所致。
- 测定活病毒数量。

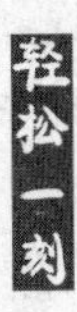

【没有热气的腿】

"大夫,我这条腿有点不得劲儿。"

"一定是受凉了。"大夫摸了一会儿患者的腿说。

"是的,已经是三年没有热乎气儿了。"

"三年?"大夫有点吃惊。

"是三年,大夫。不信你看上面还有出厂的时间呢?"说着他卸下了假腿。

三、病毒感染的诊断

(一) 形态学检查

- 电镜和免疫电镜检查。
- 光学显微镜检查。

(二) 病毒成分检测

- 病毒蛋白抗原检测的常用方法有免疫荧光技术、酶免疫技术和蛋白印迹分析技术。
- 病毒核酸检测。
- 核酸扩增技术。
- 核酸杂交技术。
- 基因芯片技术。
- 基因测序技术。

(三) 血清学诊断

1. 中和试验

- 原理:病毒+中和抗体→病毒失去感染性。
- 检测血清中抗体的水平。
- 鉴定未知病毒。
- 对病毒进行半定量。
- 较少用于临床诊断,用于人群。
- 免疫情况的调查。

2. 血凝抑制试验

- 原理:病毒+特异性抗体+鸡红细胞→不凝集。
- 带血凝素病毒感染辅助诊断。
- 鉴定病毒型和亚型。

3. 补体结合试验

- 原理:用已知病毒可溶性补体抗原检测病人血清中相应的补体抗体。
- 特异性低,抗体出现早,消失快,近期感染指标。

4. 凝胶免疫扩散试验

5. 特异性 IgM 抗体检测

6. 血清学诊断的用途

- 分离病毒为时已晚。
- 无法分离或难以分离的病毒。
- 证实分离病毒的临床意义。

随想心得

- 血清流行病学调查。

第二节　病毒感染的特异性预防

1. 人工主动免疫
- 灭活疫苗。
- 减毒活疫苗。
- 亚单位疫苗。
- 基因工程疫苗。
- 重组载体疫苗。
- 核酸疫苗。

2. 人工被动免疫
- 免疫球蛋白:血清丙种球蛋白。
- 细胞免疫制剂:细胞因子。

第三节　病毒感染的治疗

1. 策略
- 抗病毒化制剂。
- 干扰素和干扰素诱生剂。
- 中草药。
- 新抗生素类。
- 治疗性疫苗。
- 治疗性抗体。
- 基因治疗剂。
- 多聚肌苷酸和多聚胞啶酸。

2. 抗病毒化学制剂
- 核苷类药物:阿昔洛韦、利巴韦林、拉米夫定等。
- 非核苷类反转录酶抑制剂:奈韦拉平、吡啶酮、甲酸磷霉素。
- 蛋白酶抑制剂:塞科纳瓦、英迪纳瓦、瑞托纳瓦。
- 其他抗病毒药物:金刚烷胺、甲酸磷霉素。

3. 干扰素和干扰素诱生剂
- 干扰素。
- 干扰素诱生剂:Poly I:C、甘草酸、芸芝多糖。

测试进阶

（一）名词解释

(1) 干扰素

(2) 细胞病变效应

（二）问答题

(1) 病毒检测与细菌检测的区别。

(2) 检测病毒抗原与抗体的区别。

(3) 减毒活疫苗和灭活疫苗的区别。

第二十五章　呼吸道病毒

板书笔记

1. 正黏病毒　流感病毒 A、B、C 型。

2. 副黏病毒

- 副流感病毒。
- 腮腺炎病毒。
- 麻疹病毒。
- 呼吸道合胞病毒。
- 亨德拉病毒和尼帕病毒。
- 人偏肺病毒。

3. 冠状病毒

4. 披膜病毒

5. 腺病毒

6. 小 RNA 病毒

第一节　正黏病毒

一、概　　况

(1) 正黏病毒是指对人或某些动物细胞表面的黏蛋白有亲和性、有包膜、具有分节段 RNA 基因组的一类病毒。

(2) 只有简称流感病毒的流行性感冒病毒(influenza virus)1 个种，包括人流感病毒和动物流感病毒。

(3) 人流感病毒是人流行性感冒(流感)的病原体，分为甲(A)、乙(B)、丙(C)三型。

(4) 其中甲型流感病毒抗原性易发生变异，多次引起世界性大流行。

二、生物学性状

1. 形状　球形或者椭圆形。

2. 结构

- 核衣壳：由 8 个核酸节段和核蛋白及 RNA 聚合酶复合体组成。

锦囊妙“记”

【呼吸道病毒】

流感病毒有三型，甲亚易变致流行。
麻疹单型易传染，免疫终身很有名。
流腮惟恐损睾丸，风疹最怕胎畸形。

- 包膜：包膜上镶嵌有两种。刺突，即血凝素和神经氨酸酶。

3. 血凝素(HA)

- 糖蛋白，三聚体。
- 每条单体被蛋白酶消化成 HA1、HA2 两个多肽。
- HA 抗原结构易发生变异。
- HA 的主要功能：凝集红细胞；吸附宿主细胞是病毒引起感染的关键；抗原性其抗体既可抑制血凝现象又可中和病毒，是主要的保护性抗体。

4. 神经氨酸酶(NA)

- 糖蛋白，四聚体。
- 功能：参与病毒释放、促进病毒扩散、具有抗原性。

5. 分型

- 根据 NP 和 MP 的抗原性不同，流感病毒被分为甲、乙、丙三型。
- 根据病毒表面 HA 和 NA 抗原性的不同，甲型流感病毒又分为若干亚型，迄今发现 HA 有 16 种(1～16)、NA 有 9 种(1～9)抗原。

6. 变异

(1) 抗原性漂移

- 编码表面抗原(HA、NA)基因点突变累积导致抗原位点的改变，属量变，变异幅度小，即亚型内变异。
- 引起小规模流行，与人群免疫力选择有关。

(2) 抗原性转变

- 由于基因组重配导致病毒一种或两种抗原发生变异，属质变，变异幅度大，形成新亚型。
- 由于人群完全缺少对新亚型变异病毒株的免疫力，引起大流行。

7. 培养特性

- 鸡胚接种：初次接种——羊膜腔；再次接种——尿囊腔。
- 细胞培养：猴肾原代、狗肾传代(MDCK)。

8. 抵抗力

- 弱、不耐热、56℃，30 分钟杀灭。
- 对干燥、紫外线等敏感。

三、致　病　性

1. 传染源　患者、隐性感染者、被感染动物。

2. 传播途径　飞沫传播、间接接触。

3. 机制　在呼吸道柱状上皮增殖，不引起病毒血症；NA 可降低细胞表面黏度，使细胞表面受体暴露，便于病毒侵袭。

4. 致病特点　是发病率高，死亡率低。

5. 并发症　多见于婴幼儿、老人、慢性病患者，导致原发性病毒性肺炎和继发细菌性肺炎。

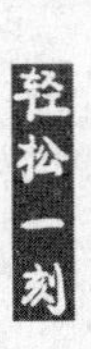

【问路】

走路人问一个小孩子道："小弟弟请问你：这两条路，通什么地方？"

孩子道："东边的一条，可以通我的家；西边的一条，却不通我的家。"

四、免 疫 性

1. 体液免疫

2. 细胞免疫

五、微生物学诊断

1. 病毒的分离与鉴定

- 标本:口腔含漱液。
- 培养:鸡胚尿囊腔。
- 结果:血凝试验、血凝抑制试验。

2. 血清学诊断 补体结合实验查病毒可溶性抗原。

3. 快速诊断 IF、PCR。

六、防治原则

(1) 灭活病毒疫苗,定期注射。

(2) 病毒亚单位疫苗:HA/NA。

(3) 对症治疗,防止细菌性并发症。

第二节 副黏病毒

(一) 共同性状

- 150 ~ 300nm,比正黏病毒要大。
- -ssRNA,不分节段,没有感染性。
- 在猴肾细胞增殖,并有血凝现象。
- HN 蛋白。
- F 蛋白(融合蛋白)。
- 表面有两种蛋白突起。

(二) 麻疹病毒

1. 特点

- 麻疹是儿童常见的急性发热性呼吸道传染病。
- 通常症状轻微,预后良好,但并发症常见。
- 20 世纪 60 年代使用疫苗后发病率显著下降,仍是发展中国家儿童死亡的主要原因。
- -ssRNA,不分节段。
- 抗原性稳定,只有一个血清型。

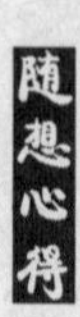

- 病毒抵抗力弱，一般消毒即可灭活。

2. 流行

- 唯一自然储存宿主是人。
- 传染源：急性期患者、出疹前6天和出疹后3天都有传染性。
- 传播途径：飞沫传播、也可通过玩具或密切接触传播。
- 传染性强，接触后几乎全部发病。

3. 致病过程　见图2-25-1。

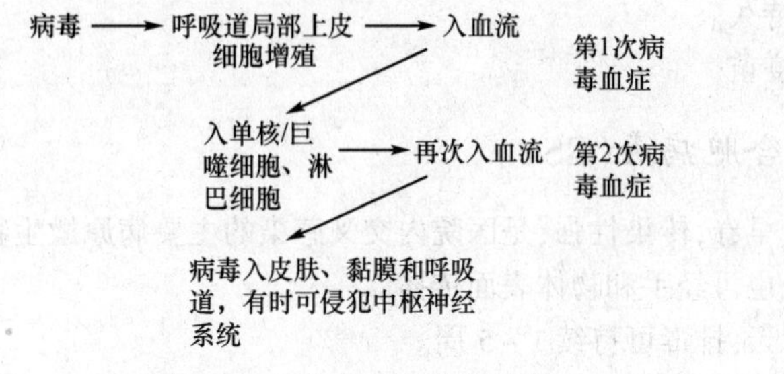

图2-25-1　麻疹病毒致病过程

4. 临床表现

- 上呼吸道卡他症状。
- 出现Koplik斑（有助于早期诊断，出疹前1～2天）。
- 从头部始至全身皮疹（约需3天）。

5. 并发症

- 呼吸道并发症：气管炎、咳嗽，支气管肺炎，最常见（4%）。
- 神经系统并发症：脑炎、亚急性硬化性全脑炎（SSPE）。

6. 免疫性

- 细胞免疫起主要作用。
- 好发于6个月到5岁儿童。
- 6个月内从母体得到抗体。
- 麻疹发病期间免疫系统受到抑制。
- 终生免疫。

7. 微生物学诊断

- 病毒分离。
- 血清学诊断：急性期和恢复期双份血清；抗体滴度增高4倍以上。
- 快速诊断。

8. 预防

- 隔离患者。
- 人工自动免疫：麻疹减毒活疫苗。

轻松一刻

【刺绣】

外科医生："要我将你头上的伤口缝起来，需手术费20元。"

病人："先生啊！只请你粗粗地缝好了，用不着刺绣得十分精美的。"

- 被动免疫。

(三) 腮腺炎病毒

- 一个血清型。
- 人是唯一自然储存宿主。
- 飞沫传播。
- 引起流行性腮腺炎。
- 病后免疫力持久。
- 可用减毒活疫苗。

(四) 呼吸道合胞病毒(RSV)

- 流行于冬季、早春,传染性强,是医院内交叉感染的主要病原微生物之一。
- 经飞沫传播,也可经手和物体表面传播。
- 潜伏期4~5天,排毒可持续1~5周。
- 引起6个月以下婴幼儿的严重呼吸道感染:细支气管炎和肺炎。
- 免疫力不强。
- 无有效预防疫苗。

(五) 副流感病毒

- 球形,不分节段-ssRNA。
- 包膜糖蛋白突起。
- HN蛋白有血凝素和神经氨酸酶活性。
- F糖蛋白(融合蛋白)使细胞融合和溶解红细胞。
- 属副黏病毒科副黏病毒属。
- 5个血清型。
- 飞沫传播或直接接触传播。
- 仅在呼吸道上皮细胞增殖,不入血。
- 上呼吸道感染、婴幼儿严重哮喘、支气管炎和肺炎。
- 诊断:病毒分离和免疫荧光查抗原。

(六) 亨德拉病毒(HeV)与尼帕病毒(NiV)

- 是近年发现的人畜共患的副黏病毒。
- 主要通过密切接触在动物以及动物与人之间传播,果蝠是主要的中间宿主。
- 亨德拉病毒主要引起人和马的神经系统及呼吸系统感染,马是主要传染源。
- 尼帕病毒主要引起人和猪的神经系统及呼吸系统感染,猪是主要传染源。
- 尚无特异性的治疗方法和疫苗。

随想心得

(七)人偏肺病毒

- 在青年和成人中广泛传播。
- 引起广泛呼吸道病症。

第三节　冠状病毒

一、概　　况

- 冠状病毒科冠状病毒属:229E、OC43、SARS 冠状病毒、人肠道冠状病毒。
- 呈多形性,80 ~ 160nm,+ssRNA,不分节段。
- 包膜表面有多形性花瓣状突起,形如花冠而得名。
- 对理化因子的耐受力差。

二、重症急性呼吸综合征冠状病毒(SARS CoV)

(一) 生物学性状

- SARS:2002 年底在佛山首次报道。
- 60 ~ 130nm,包膜表面有明显突起。
- +ssRNA,29.7kb,编码 20 多个蛋白。
- 在 Vero 细胞上有明显 CPE。
- 感染灵长类动物,出现典型的 SARS 症状。

(二) 致病性

- 传染源:SARS 患者。
- 传播途径:近距离飞沫传播为主。
- 易感者:人类对 SARS 冠状病毒无天然免疫力,患者家庭成员和医护人员等密切接触者是本病高危人群。
- 病毒在呼吸道黏膜上皮内复制,引起病毒血症。侵袭的细胞包括气管支气管上皮细胞、肺泡上皮细胞和血管内皮细胞。
- 弥漫性肺泡损伤和弥漫性肺实变导致血氧饱和度下降,以及血管内皮细胞损伤等因素所引起的弥漫性血管内凝血,常造成多器官功能衰竭而导致患者死亡。

(三) 微生物学诊断

- 主要依靠临床和流行病学资料。
- 病原学:病毒分离、RT-PCR、免疫荧光、ELISA。
- 实验室要求严格生物安全资格(P3)。

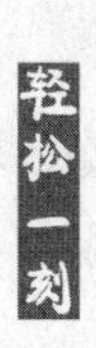

【死者无言】

医生:“我看过的病人,从没有说过我不好的。”

友人:“死人本来不会开口。”

- 病原学诊断尚不成熟。

（四）防治原则

- 针对传染源、传播途径、易感人群三环节。
- 早发现，早报告，早隔离，早治疗（四早）。
- 就地隔离，就地治疗，避免远距离传播。

第四节 其 他

一、风疹病毒

（1）披膜病毒科（Togaviridae）风疹病毒属。
（2）一个血清型。
（3）人是唯一自然宿主。
（4）儿童是主要易感者。
（5）呼吸道传播。
（6）发热、皮疹。
1）可垂直传播导致胎儿先天性风疹综合征。
2）孕妇妊娠早期。
3）胎儿畸形、死亡、流产或产后死亡。
4）畸形有先天性心脏病、白内障、耳聋。
（7）自然感染和疫苗接种后可获持久免疫力。
（8）母亲抗体可保护胎儿。
（9）接种风疹减毒活疫苗。
（10）三联疫苗（MMR）：腮腺炎病毒、麻疹病毒、风疹病毒组成的三联疫苗。

二、腺 病 毒

（1）球形，70～80nm，dsDNA，无包膜。典型二十面体立体对称结构：五邻体、六邻体。
（2）只能在人源的组织细胞中增殖。
（3）腺病毒伴随病毒
- 在某些腺病毒的培养物中可发现有20nm的细小颗粒。
- 含单链DNA，不能单独进行复制，为缺陷病毒。

（4）腺病毒可辅助这些细小DNA病毒的复制，被称为辅助病毒。
（5）传播途径：呼吸道、消化道或眼结膜。
（6）易感者：儿童和免疫低下人群。
（7）所致疾病：呼吸道、消化道多系统、多器官的感染。

(8) 主要疾病

1) 呼吸道感染

- 急性发热性咽喉炎。
- 咽结膜热。
- 急性呼吸道疾病。
- 病毒性肺炎。

2) 眼部感染

- 滤泡性结膜炎。
- 流行性角膜结膜炎。

3) 胃肠道疾患

4) 其他疾患

- 急性出血性膀胱炎。
- 宫颈炎、尿道炎。

(9) 诊断和预防

- 病毒分离:咽喉、眼分泌物、粪便标本接种人胚肾细胞,观察CPE。
- 血清学诊断。
- 疫苗正在研制中。
- 病毒可使地鼠致癌,因此对疫苗的安全性有疑虑。

三、鼻 病 毒

(1) 属于小RNA病毒科(Picornaviridae)鼻病毒属(*Rhinovirus*)。

(2) 鼻病毒通常寄居于上呼吸道,可以引起成人普通感冒以及儿童的上呼吸道感染、支气管炎等。

(3) 微生物学检查临床诊断意义不大,干扰素有一定治疗效果。

四、呼 肠 病 毒

(1) 属于呼肠病毒科(Reoviridae)呼肠病毒属(*Reovirus*)。

(2) 对动物具有广泛的致病性。

(3) 在人类主要引起无症状的感染,少数人可引起胃肠道疾病、上呼吸道疾病和神经系统疾病,较少数患者可能出现严重并发症。

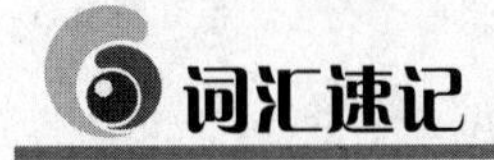

pyemia[pai'iːmiə] *n.* 脓血症,毒血症;py 脓毒+emia 血症

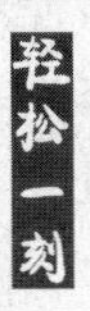

【表扬】

司机:"今天有乘客表扬我了。"

爱人:"表扬什么?"

司机:"他说:'今天坐你的车使我增加了一点知识。'"

爱人:"什么知识?"

司机:"他说:'每到一站,就体验到一次什么是惯性'"

rabies[ˈreibiz] *n.* 狂犬病，恐水病

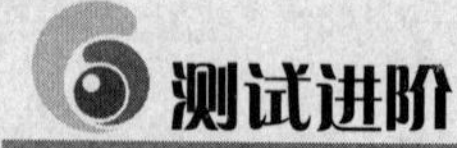

测试进阶

（一）名词解释

（1）HA

（2）Koplik 斑

（3）F protein

（4）SSPE

（二）问答题

（1）试述流感病毒的分型、变异与流行。

（2）呼吸道病毒在生物学性状和致病性方面有何特点。

（3）人类对流感病毒和麻疹病毒的免疫力有何区别，为什么？

随想心得

第二十六章　肠道病毒

板书笔记

1. 肠道病毒致病特点

- 主要粪-口途径传播，也可呼吸道感染。
- 病毒在肠道中增殖却很少引起肠道疾病。
- 病毒型别多，引起的疾病谱复杂：不同的肠道病毒可引起相同的临床综合征，同一种病毒也可引起几种不同的临床疾病。
- 目前尚无疫苗用于预防。

2. 肠道病毒的分类　见表 2-26-1。

表 2-26-1　肠道病毒的分类

病毒	血清型
脊髓灰质炎病毒	1,2,3
柯萨奇病毒	A 组(1～22,24),B 组(1～6)
埃可病毒	1～9,11～27,29～33
新型肠道病毒	68,69,70,71

3. 肠道病毒的分科　见表 2-26-2。

表 2-26-2　肠道病毒的分科及所致疾病

病毒科	主要病毒种类	引起的人类疾病
小 RNA 病毒科(+ssRNA,线形)	脊髓灰质炎病毒	脊髓灰质炎
	柯萨奇病毒	神经、呼吸道消化道、心脏感染
	埃可病毒	神经、呼吸道消化道感染等
	新型肠道病毒	急性出血性结膜炎、手足口病等
呼肠病毒科(dsRNA、11 个节段)	轮状病毒	婴幼儿重症腹泻、成人腹泻
腺病毒科(dsDNA,线形)	肠道腺病毒 40、41、42 型	婴幼儿腹泻
杯状病毒科(+ssRNA,线形)	诺如病毒	腹泻
	沙波病毒	
星状病毒科(+ssRNA,线形)	星状病毒	婴幼儿腹泻

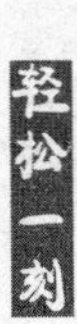

【妙喻】

有人问一位医生："为什么服下泻药以后，肚子里会闹腾起来呢？"

医生回答说："记住吧：当打扫屋子的时候，不是满屋子到处灰尘飞扬吗？"

4. 肠道病毒的共同特征

(1) 基本性状

- 小 RNA 病毒(24 ~ 30nm)。
- 单股正链 RNA(感染性核酸)。
- 衣壳二十面体立体对称。

(2) 多数能在易感细胞中增殖,迅速产生 CPE。

(3) 对理化因素的抵抗力较强。

(4) 主要经粪-口途径传播。

(5) 病毒虽肠道感染,却引起多种肠道外感染性疾病:脊髓灰质炎病毒(引起脊髓灰质炎);柯萨奇病毒(引起无菌性脑膜炎、心肌炎等)。

第一节　脊髓灰质炎病毒

(1) 是脊髓灰质炎(poliomyelitis)的病原体。侵犯脊髓前角运动神经细胞,导致弛缓性肢体麻痹(小儿麻痹症)。

(2) 分三个血清型,各型间无交叉免疫反应。

(3) 免疫性:病后获得牢固的型特异性免疫,主要以体液免疫的中和抗体为主(SIgA、IgG、IgM)。

(4) 微生物学检查

- 病毒分离与鉴定:细胞培养,典型 CPE。
- 血清学试验:中和试验查抗体。
- 快速诊断:核酸杂交、RT-PCR 等。

(5) 防治原则:疫苗。

- 灭活脊髓灰质炎疫苗(inactivated polio vaccine, IPV, Salk 苗)。
- 口服脊髓灰质炎减毒活疫苗(live oral polio vaccine, OPV, Sabin 苗)。
- IPV 和 OPV 均为三价混合疫苗。
- 近年部分国家发生了疫苗相关麻痹型脊髓灰质炎(VAPP),应引起关注。

第二节　柯萨奇病毒、埃可病毒和新型肠道病毒

1. 致病特点

- 主要粪-口途径传播,也可呼吸道感染。
- 病毒在肠道中增殖却很少引起肠道疾病。
- 病毒型别多,引起的疾病谱复杂:不同的肠道病毒可引起相同的临床综合征,同一种病毒也可引起几种不同的临床疾病。
- 目前尚无疫苗用于预防。

2. 所致疾病

- 无菌性脑膜炎(aseptic meningitis):几乎所有的肠道病毒都与无菌性脑膜炎、脑炎和轻瘫

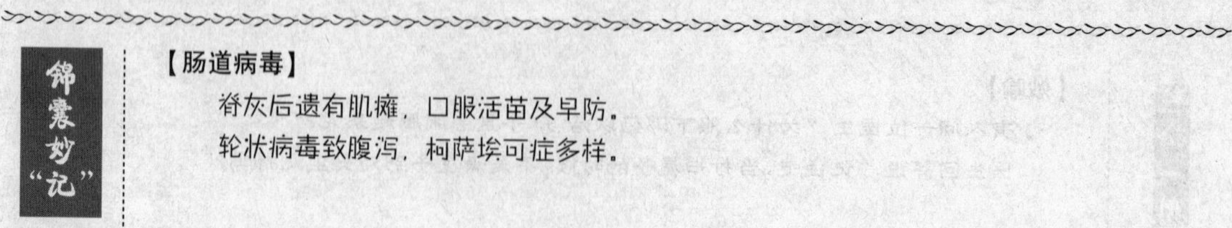

有关。

- 疱疹性咽峡炎(hepangina):由柯萨奇A组病毒某些血清型引起。
- 手足口病(hand-foot-mooth disease,HFMD):由柯萨奇病毒A16、新型肠道病毒71型(EV71)引起。
- 流行性胸痛(pleurodynia):常由柯萨奇B组病毒引起。
- 心肌炎(myocarditis)和心包炎(peri-carditis):主要由柯萨奇B组病毒引起,新生儿病毒性心肌炎死亡率高。
- 急性结膜炎(acute conjunctivitis)和急性出血性结膜炎(acute hemorrhage conjunctivitis):分别由柯萨奇A24型和新肠道病毒70型引起。

轻松一刻

【影迷谈恋爱】

小李:"走。我们现在就去登记结婚。"

影迷:"《不,现在还不》。"

小李:"为什么?"

影迷:"因为《仅有爱情是不够的》。"

小李:"那么还需要什么呢?"

影迷:"《绿宝石护身符》、《瑰宝》和《蓝盾保险箱》。"

小李:"啊!《真没想到》,你这不成了个《嫁不出去的姑娘》了吗?"

第二十七章　急性胃肠炎病毒

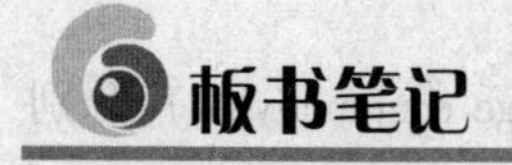

第一节　轮状病毒

一、生物学性状

1. 形态特征

- 病毒体呈球形,二十面体立体对称,双层衣壳,无包膜。
- 电镜下观察,病毒外形呈车轮状。

2. 基因结构特征

- 病毒基因组为双链 RNA，由 11 个基因片段组成。分别编码 6 个结构蛋白(VP1 ~ VP4、VP6、VP7)和 5 个非结构蛋白(NSP1 ~ NSP5)。
- VP7(表面糖蛋白)和 VP4(血凝素):位于外衣壳,是中和抗原,与病毒吸附有关。
- VP6:位于内衣壳,有组和亚组特异性抗原;
- VP1 ~ VP3:位于核心,分别为病毒 RNA 多聚酶,转录酶和与帽状 RNA 转录子形成有关的蛋白。
- 非结构蛋白(NSP1 ~ NSP6):为病毒酶或调节蛋白,在病毒复制和毒力产生中起主要作用。如 NSP4 有肠毒素样的作用,与其致病有关。

3. 抵抗力

- 对理化因素有较强的抵抗力,耐酸、耐碱。
- 55℃,30 分钟可被灭活。
- 在室温下相对稳定,在粪便中可存活数天到数周,经胰酶处理后,感染性增强。

二、致病性与免疫性

1. 传染源　病人和无症状带毒者。

2. 传播途径　主要通过粪-口途径传播,少数可通过呼吸道传播。

3. 发病　多发于深秋初冬季节,在我国常被称为“秋季腹泻”。

4. A 组轮状病毒

- 是临床感染中最为常见的轮状病毒。
- 引起 6 个月至 2 岁婴幼儿严重胃肠炎,常称为“秋季腹泻”。

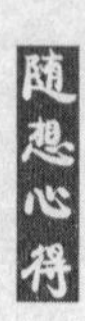

- 临床表现:突然发病,发热、水样腹泻、伴呕吐;一般为自限性,重者脱水和酸中毒,导致婴儿死亡。
- 致病机制:病毒感染造成小肠黏膜细胞微绒毛破坏和细胞溶解死亡,使肠道吸收功能受损。病毒 NSP4 有肠毒素样的作用,使肠液过度分泌,出现严重腹泻。

5. B 组轮状病毒

- 引起成人腹泻,可产生暴发流行。
- 至今仅在我国有过报道。
- 型特异性抗体(IgM、IgG 、SIgA)。
- 肠道 SIgA 最为重要。

三、微生物学检查

- 检测病毒颗粒:电镜或免疫电镜。
- 检测病毒抗原:ELISA 法。
- 检测病毒 RNA:11 个片段特殊电泳图形或 RT-PCR。
- 细胞培养分离病毒:非常用诊断方法。

四、防 治 原 则

- 口服减毒活疫苗——临床试验阶段。
- 对症治疗为主。

第二节　杯 状 病 毒

(1) 单正链 RNA 病毒,二十面体对称,无包膜。

(2) 诺如病毒(Norovirus):原型为诺瓦克病毒(Norwalk virus),可引起急性病毒性胃肠炎的暴发流行。

(3) 沙波病毒(Sapovirus, SV)也称为典型杯状病毒。

(4) 形态特点:表面有典型的杯状凹陷。

(5) 引起 5 岁以下小儿腹泻,发病但发病率很低。

第三节　星 状 病 毒

病毒呈球形,无包膜,核酸为单股正链 RNA。电镜下表面结构呈星形,有 5 ~ 6 个角。主要引起婴幼儿腹泻。

第四节　肠道腺病毒

双链 DNA 病毒,二十面体立体对称,无包膜,引起婴幼儿病毒性腹泻。

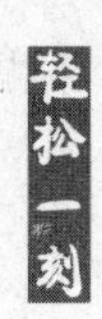

【我胆大】

妻:“男人,都是胆小鬼。”

夫:“不见得,否则我何以会与你结婚。”

词汇速记

recombination[ˌriːkɔmbiˈneiʃən] *n.*　再结合；re 再+com 共+bin 结合+ation 名词后缀

release[riˈliːs] *n.*　释放；re 再〔例，rekindle 再燃（kindle 点燃）〕+lease 放→再放→释放

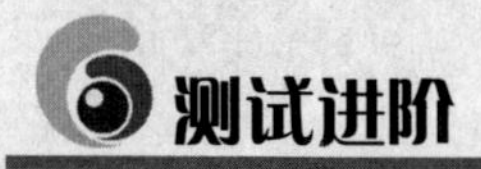

测试进阶

（一）名词解释

（1）Salk vaccine

（2）Sabin vaccine

（二）问答题

（1）比较轮状病毒和肠道病毒。

（2）肠道病毒属病毒的致病性有何特点？可引起哪些疾病？

随想心得

第二十八章　肝炎病毒

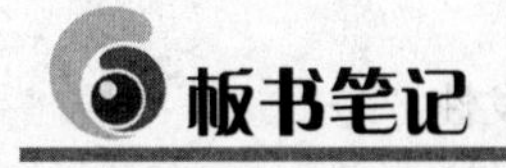

一、概　　况

1. 病毒性肝炎的流行特点

- 世界性传染病。
- 传染性强。
- 传播途径复杂。
- 流行广泛。
- 发病率较高。

2. 病毒性肝炎的临床特征

- 乏力。
- 食欲减退。
- 恶心、呕吐。
- 肝肿大。
- 肝功能损害。
- 黄疸。

3. 肝炎病毒的分类　见表 2-28-1。

表 2-28-1　肝炎病毒的分类

	病毒科	病毒属
HAV	小 RNA 病毒科	嗜肝病毒属
HBV	嗜肝 DNA 病毒科	正嗜肝 DNA 病毒属
HCV	黄病毒科	丙型肝炎病毒属
HDV	未确定	丁型肝炎病毒属
HEV	肝炎病毒科	戊型肝炎病毒属

4. 肝炎病毒的形态和结构特征　见表 2-28-2。

表 2-28-2　肝炎病毒的形态和结构特征

	HAV	HBV	HCV	HDV	HEV
大小	27nm	42nm	60nm	35nm	32nm
包膜	−	+	+	+	−
基因组	+ssRNA	dsDNA	+ssRNA	−ssRNA	+ssRNA
	7. 8kb	3. 2kb	9. 5kb	1. 7kb	7. 6kb
ORF	1	4	1	数个	3

5. 传播途径

(1) 消化道传播(粪-口途径传播):污染的水源、食物、海产品、食具等。

(2) 血源性传播

- 血液和血制品、注射、外科手术等。
- 性接触传播。
- 母婴传播:胎盘、产道、哺乳等。
- 密切接触传播。

(3) 甲型肝炎病毒和戊型肝炎病毒通过消化道传播,具季节性、急性、暴发性。

(4) 血源性传播:乙型肝炎病毒、丙型肝炎病毒、丁型肝炎病毒,具有散发性。

(5) 慢性携带者。

二、甲型肝炎病毒

1. 甲型肝炎特点

- 世界性急性传染病。
- 占病毒性肝炎的 50% 。
- 年发病数超过 200 万。
- 我国成人 HAV 抗体阳性率:70% ~ 90% 。

2. 甲型肝炎的临床特征

- 肝、脾肿大。
- 黄疸。
- 转氨酶升高。
- 血胆红素升高。
- 恶心、呕吐、食欲减退。
- 自限性疾病,预后良好。
- 不转变成慢性肝炎或慢性携带者。

3. HAV 的重要生物学性状

- 病毒颗粒呈球形,无包膜,直径 27 ~ 32nm。
- 抗原性稳定,仅有一个血清型。
- 有 7 个基因型 ,中国主要流行 IA 亚型。
- 抵抗力较强:60℃条件下可存活 4 小时;在淡水、海水、泥沙和毛蚶等贝类中可存活数天至数月。

4. HAV 的基因结构与功能

- 基因组:+ssRNA,7500bp,只含一个 ORF。
- VP1、VP2 、VP3 编码衣壳蛋白,含中和抗原表位。
- VP4 编码小分子多肽 ,功能未明。
- VPg(viral genome-linked protein)。

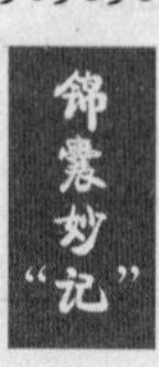

【甲、戊型肝炎病毒】

甲戊经口进血流，隐急多见免疫久。

甲肝助诊 IgM，预防活苗和丙球。

5. HAV的致病性与免疫性

- 传染源——患者、隐性感染者。
- 传播途径——粪-口途径、密切接触。
- 潜伏期 ——15～50天(平均30天)。
- 潜伏期末及急性期粪便大量排出病毒,传染性强。
- HAV在肝细胞内增殖缓慢,一般不直接造成肝细胞的损害。
- 致病机制主要与免疫病理反应有关。
- HAV的显性感染或隐性感染均可诱导机体产生持久的免疫力。
- HAV的致病过程:HAV(污染水源、食物、海产品等)→口咽部、唾液腺中初步增殖→肠黏膜或局部淋巴结中大量增殖→病毒血症→肝脏(不直接损伤肝细胞)→胆汁→粪便。

6. 微生物学检查

- 抗-HAV IgM检测:早期、快速诊断。
- 抗-HAV IgG检测:了解既往感染史或流行病学调查。
- RT-PCR法检测粪便标本中的HAV RNA。

7. 甲型肝炎病毒感染的临床与血清学过程 见图2-28-1。

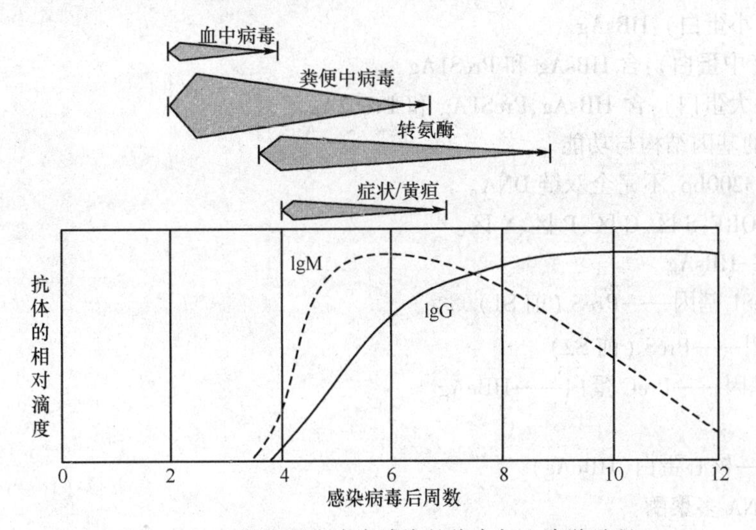

图2-28-1　甲型肝炎病毒感染的临床与血清学过程

8. 防治原则

- 加强食物、水源和粪便管理。
- 预防接种:减毒活疫苗或灭活疫苗。

三、乙型肝炎病毒(HBV)

1. 乙型肝炎

- 流行久远、传播广泛,是全球性公共卫生问题。

轻松一刻

【舐一舐】

一个小孩站立在铁店前,看铁匠打铁,久立不去。铁匠讨厌他,拿烧红的铁块,钳到他鼻下,想逼他走开。小孩说:"你如给我一块钱,我就舐它。"铁匠便掏出一块钱,交给小孩。小孩把钱接了,舐了一舐,放入袋内,就此走了。

- 全球3.5亿人携带HBV。
- 我国为高流行区:感染率为57.6 %;HBsAg携带率为9.75%;慢性乙肝病人为2000万。

2. HBV相关疾病

- HBV无症状携带者。
- 重症肝炎。
- 急性肝炎。
- 慢性乙肝。
- 肝硬化。
- 原发性肝癌(HCC):90% HCC与HBV慢性感染有关。

3. HBV的重要生物学性状

(1)电镜下见3种类型颗粒

- Dane颗粒:球形颗粒,42nm,完整病毒颗粒,具传染性。
- 小球形颗粒:中空颗粒,22nm,由病毒复制时产生过剩的HBsAg装配而成,无感染性。
- 管型颗粒:由小球形颗粒聚集而成。

(2)Dane颗粒的形态与结构

- S蛋白(小蛋白):HBsAg。
- M蛋白(中蛋白):含HBsAg和PreS1Ag。
- L蛋白(大蛋白):含HBsAg、PreS1Ag和PreS2Ag。

(3)HBV的基因结构与功能

- dsDNA,3200bp,不完全双链DNA。
- 含4个ORF:S区、C区、P区、X区。

S区 {S基因——HBsAg; PreS1基因——$PreS_1$(前S1); PreS2基因——$PreS_2$(前S2)}

C区 {前C+C基因——PreC蛋白——HBeAg; C基因——核心蛋白(HBcAg)}

P区——DNA多聚酶

X区——HBxAg(可反式激活广泛的启动子)

4. HBV的抗原组成

(1)HBsAg(HBV表面抗原)

- 有共同的a抗原和两组互相排斥的抗原表位(d/y, w/r)。
- 有四个不同亚型:adr, adw, ayr, ayw。
- 在血液中大量存在。
- 可诱生保护性抗体:抗HBs。
- 不同亚型间有交叉免疫保护作用。

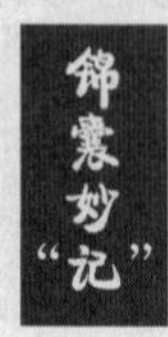

【乙、丙、丁型肝炎病毒】

血道为主乙丙丁,母胎性道可入侵。
乙肝检测两对半,抗原抗c示致病。
抗e抗s表好转,肝功正常不必惊。
免疫致病易转慢,疫苗三针注幼婴。

- 可诱导细胞免疫反应。

(2) PreS1、PreS2

- 存在于急性期患者血液中,与病毒的复制成正比。
- 与肝细胞表面受体结合,介导 HBV 吸附于肝细胞表面。
- 抗原性强,诱导产生保护性抗体。

(3) HBcAg(HBV 核心抗原)

- 主要存在于 HBV 核衣壳表面,亦可存在于肝细胞的胞核、胞质和胞膜上,一般不游离于血循环中。
- 抗原性强,可诱导特异性体液免疫和细胞免疫反应。
- 抗 HBc 没有免疫保护作用。
- 抗 HBc-IgM 是病毒复制的指标。

(4) HBeAg(HBVe 抗原)

- 游离存在于血中。
- 与病毒的复制成正比。
- 病毒复制的指标。
- 抗 HBe 具有免疫保护作用。

5. HBV 的复制 见图 2-28-2。

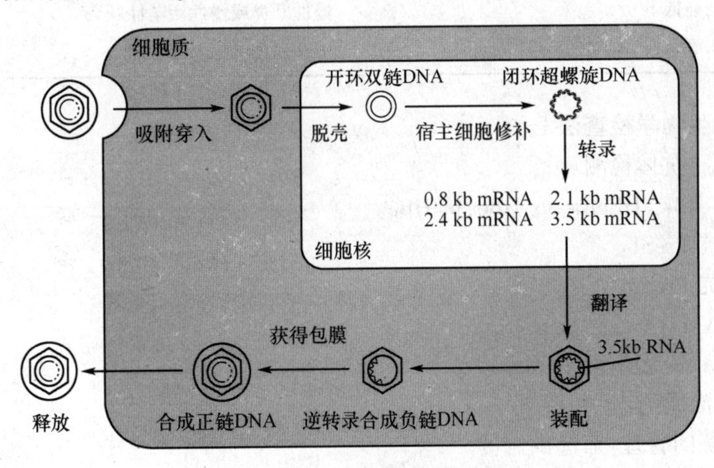

图 2-28-2 HBV 的复制过程

6. 抵抗力较强

- 耐低温、干燥、紫外线、70% 乙醇。
- 100℃加热 10 分钟可灭活。
- 常用消毒剂:0.5% 过氧乙酸、5% 次氯酸钠、环氧乙烷。

7. HBV 的致病性与免疫性

(1) 传染源:病人、无症状携带者。

轻松一刻

【同理可证】

父亲:"小明,考你一道题:树上有两只鸟,打死一只,还有几只?"小明:"一只。"父亲:"笨蛋!那只鸟还不吓跑了!再问你一道简单的,如果答不对,小心屁股!听着:屋里只有你一个人,我又进来了,有几个人?"小明:"一个。"父亲:"怎么还是一个?"小明:"我吓跑了。"

(2) 传播途径

- 血液或血制品传播。
- 血液和血制品、注射、外科或牙科手术、共用剃刀或牙刷等。
- 母婴传播：胎盘传播、围生期传播、哺乳传播。
- 性接触及密切接触传播：唾液、阴道分泌物、精液等。

(3) 致病机制(表 2-28-3)

- 免疫病理反应是主要的致病因素。
- 细胞免疫及其介导的免疫病理反应：CTL 的杀伤作用、细胞因子的作用 、肝细胞凋亡。
- 体液免疫及其介导的免疫病理反应：免疫复合物导致Ⅲ型超敏反应。
- 自身免疫反应引起的病理损害：暴露肝特异性脂蛋白(LSP)抗原。
- 免疫耐受与慢性肝炎。
- 免疫逃逸与慢性肝炎。

表 2-28-3 HBV 的致病机制

免疫状态	病理特点
过分强烈的细胞免疫	大面积肝细胞损伤或暴发性肝炎(重症肝炎)
免疫功能正常	隐性感染或急性肝炎
免疫功能低下	慢性肝炎或慢性活动性肝炎
免疫耐受	无症状携带者或慢性肝炎

8. HBV 的微生物学检查法

(1) HBV 抗原、抗体检测

- HBsAg，抗-HBs，HBeAg，抗-HBe，抗 HBc。
- PreS1Ag，抗-PreS1。
- PreS2Ag，抗-PreS2。

(2) 血清 HBV-DNA 检测。

(3) 血清 DNA 多聚酶检测。

9. HBV 的防治原则

- 加强传染源的管理：筛选供血员。
- 控制家庭内传播：提倡家庭成员接种疫苗。
- 保护易感人群。
- 主动免疫：接种 HBsAg 基因工程疫苗。
- 被动免疫：抗-HBs 的人血清免疫球蛋白(HBIG)。
- 尚无特效疗法，慢性肝炎患者可用免疫调节剂、护肝药及抗病毒药联合治疗。
- 常用抗病毒药：α-干扰素、拉米夫定。

随想心得

四、丙型肝炎病毒(HCV)

1. 生物学性状

- 球型,有包膜。
- 有严格的宿主限制性;人类是天然宿主。
- 易感动物:黑猩猩。
- 体外培养困难。
- HCV 基因结构示意图(图 2-28-3)。

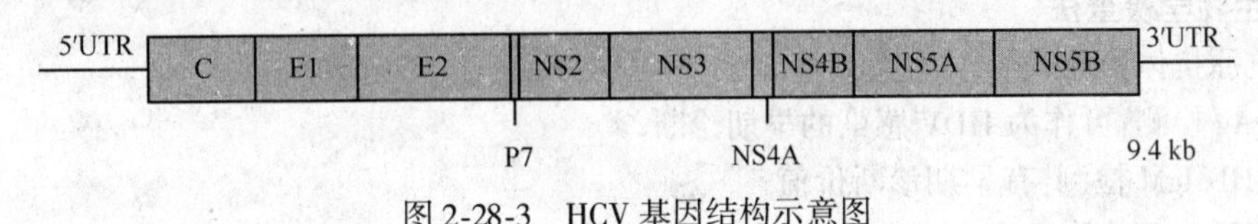

图 2-28-3 HCV 基因结构示意图

- HCV 的基因结构和功能 :C 区为核心蛋白基因,编码病毒衣壳蛋白;E1、E2 区为包膜蛋白基因,编码包膜蛋白,呈高度变异性。

2. HCV 的致病性与免疫性

- 传染源:急、慢性丙型肝炎患者和慢性 HCV 携带者。
- 传播途径:主要经血液及血制品传播。
- 潜伏期短(7 ~ 33 天)。
- 感染易于慢性化,部分可发展成肝硬化和肝癌。
- HCV 与 HBV 重叠感染易发展成重症肝炎。
- 致病机制与病毒的直接致病作用、免疫病理反应及细胞凋亡有关。
- 感染后可诱导体液免疫和细胞免疫反应,但由于病毒易变异,故免疫保护作用不稳定、不持久。

3. 微生物学检查法

- 抗体检测:抗 HCV-IgM,抗 HCV-IgG。
- RT-PCR 法检测病毒 RNA。

4. 防治原则

- 献血员筛选。
- 首选治疗方案:IFN-α 和利巴韦林(RBV)联合疗法。

五、丁型肝炎病毒(HDV)

1. 生物学性状

- 为缺陷病毒(defective virus),不能独立复制,只有在 HBV 或其他嗜肝 DNA 病毒的辅助下才能复制出完整病毒。
- 有包膜,包膜蛋白为 HBsAg,由 HBV 编码。
- 基因组:-ssRNA,1.7kb,编码丁型肝炎病毒抗原(HDAg)。

轻松一刻

【怀疑】

一个病人到医院看病。当医生看完病,开出药方时,病人拿在手里看了看,问:“您是大夫吗?”“您有什么疑问吗?”医生道。病人接着说:“您写的字我怎么都看得懂?”

- HDAg 主要存在于肝细胞内，亦可存在于感染早期的血清中。

2. HDV 的致病性与免疫性

- 传染源、传播途径与 HBV 相同。
- 必须与 HBV 共感染才能致病。
- 联合感染：HBV 和 HDV 同时感染。
- 重叠感染：HBV 感染者再发生 HDV 感染，易发展成重型肝炎。
- 致病机制：可能与病毒对肝细胞的直接损伤作用和机体的免疫病理反应有关。
- HDAg 可诱生 IgM 和 IgG 型抗体，但这些抗体为非中和抗体。

3. 微生物学检查法

（1）抗原抗体检测

- HDAg 检测：可作为 HDV 感染的早期诊断。
- 抗-HD IgM 检测：有早期诊断价值。
- 抗-HD IgG 检测。

（2）HDV RNA 检测：RT-PCR 法检测患者血清中或肝组织内的 HDV RNA。

六、戊型肝炎病毒（HEV）

1. 生物学性状

- 形态：呈球状，无包膜体外培养困难。
- 基因组：+ssRNA RNA，7.5kb，共有 3 个 ORF。
- 有 8 个基因型，我国流行 Ⅰ 型和Ⅳ型。
- HEV 基因结构示意图（图 2-28-4）。

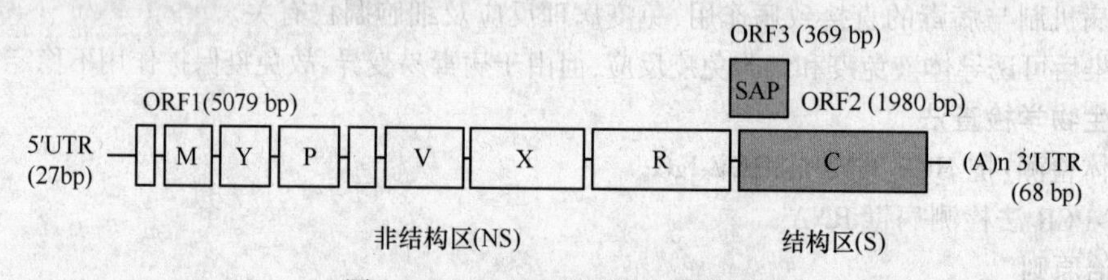

图 2-28-4　HEV 基因结构示意图

M. 甲基转移酶；Y. Y 区；P. 木瓜蛋白样酶；V. 脯氨酸富集铰链区；X. X 区；R. RNA 多聚酶；C. 衣壳蛋白；SAP. 细胞骨架相关的磷酸化蛋白

2. HEV 的致病性与免疫性

- 传染源：潜伏期末及急性期病人。
- 传播途径：粪-口传播。
- 易感人群：青壮年。
- 潜伏期：10～60 天，平均 40 天。
- 表现为急性肝炎、重症肝炎、暴发性肝炎。

随想心得

- 自限性疾病,不发展为慢性肝炎。
- 抗-HEV IgG 维持时间 5 ~6 个月,免疫保护作用不持久。

3. 微生物学检查法

(1) 血清学检查

- 抗 HEV IgM 检测。
- 抗 HEV IgG 检测。

(2) 核酸检测:RT-PCR 法检测粪便或胆汁中的 HEV RNA。

4. 防治原则

- 加强水源和粪便管理,加强食品卫生管理。
- 尚无有效疫苗和特异性药物可供防治。

词汇速记

resistance[riˈzistəns] *n.*　反抗, 抵抗;resist 的名词形式(抵抗);re 反,回〔例,return 归还〕+sist 坐〔例,consist 组成; persist 坚持 〕→反坐→顶着干→抵抗

retrovirus[ˌretrəuˈvaiərəs] *n.*　反转录酶病毒(一种致肿瘤病毒); re 再,又〔例,renounce 斥责(re 再+nounce 说→说了又说→斥责)〕+virus 病毒

测试进阶

(一) 名词解释

(1) Dane particle

(2) HBsAg

(3) HBeAg

(4) HBcAg

(5) HGV

(6) PreS1 protein

(二) 问答题

(1) 简述 HBV 抗原抗体系统检测的临床意义及用途。

(2) 肝炎病毒三种主要的抗原物质及检出的临床意义。

(3) HBV 感染系列肝细胞损伤的机制。

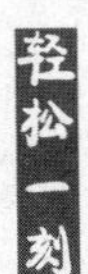

【医学院某班进行口试】

医学院某班进行口试,教授问一学生某种药每次口服量是多少? 学生回答:“5 克”。一分钟后,他发现自己答错了,应为 5 毫克,便急忙站起来说:“教授,允许我纠正吗?”教授看了一下表,然后说:“不必了,由于服用过量的药物,病人已经不幸在 30 秒钟以前去世了!”

第二十九章　虫媒病毒

板书笔记

1. 虫媒病毒特性

- 虫媒病毒——通过吸血的节肢动物叮咬易感的脊椎动物而传播疾病的病毒。
- 虫媒病毒能在节肢动物体内增殖,并可经卵传代。
- 节肢动物既是病毒的传播媒介,又是储存宿主。
- 带毒的节肢动物通过叮咬人或自然界的脊椎动物而传播疾病,并维持病毒在自然界的循环。
- 虫媒病毒病是自然疫源性疾病,也是人畜共患病。
- 虫媒病毒病具有明显的地方性和季节性。

2. 我国流行的虫媒病毒

- 流行性乙型脑炎病毒——流行性乙型脑炎。
- 登革病毒——登革热、登革出血热/登革休克综合征。
- 森林脑炎病毒——森林脑炎。
- 基孔肯雅病毒——基孔肯雅热。
- 发热伴血小板减少综合征布尼亚病毒——发热伴血小板减少综合征。

第一节　乙型脑炎病毒(JEV)

一、生物学性状

1. 形态与结构

- 病毒分类:黄病毒科黄病毒属。
- 病毒颗粒呈球形,有包膜,直径 30 ~ 40nm。
- 核衣壳呈二十面体立体对称。

2. 基因结构与功能

- 病毒核酸:ss+RNA。
- 仅含一个开放读码框(ORF)。
- C 基因编码衣壳蛋白(capsid protein, C 蛋白):C 蛋白富含碱性氨基酸,在病毒复制过程中起重要作用。
- PrM 基因编码 M 蛋白前体(prM 蛋白)。

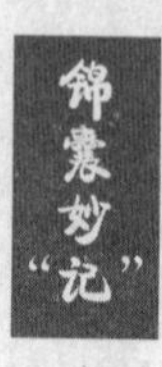

【乙脑病毒】

乙脑流脑勿混淆，乙脑病毒由蚊咬，
流脑细菌入气道，皆是儿童发病高。

- 膜蛋白(membrane protein, M蛋白):由prM蛋白加工而来,存在于成熟的病毒颗粒中,M蛋白与C蛋白和E蛋白紧密结合,在病毒包装过程中起作用。
- E基因编码包膜蛋白(envelope protein, E蛋白):E蛋白是镶嵌在病毒包膜上的糖蛋白;可与细胞表面受体结合,决定病毒的细胞嗜性;含中和抗原表位和型特异性抗原表位;具有血凝素活性,能凝集雏鸡、鹅和绵羊的红细胞;与其他黄病毒成员有交叉抗原性。
- NS基因编码7种非结构蛋白(NS):NS1、NS2a、NS2b、NS3、NS4a、NS4b、NS5。
- NS1抗原性强,其诱生的抗体虽然没有中和病毒的作用,但具有免疫保护性。
- NS3具有蛋白酶、RNA三磷酸酶、解旋酶等活性。
- NS5具有RNA聚合酶、甲基转移酶活性。

3. 培养特性

- 能在白纹伊蚊C6/36细胞、Vero细胞和BHK21细胞中增殖。
- 引起明显的细胞病变。
- 最易感的动物是乳鼠。

4. 抵抗力

- 对脂溶剂敏感。
- 不耐热。
- 56℃,30分钟、100℃,2分钟均可灭活。
- 对化学消毒剂敏感。

二、流行病学特征

1. 传染源

- 主要是带毒的猪、牛、马、驴、羊、鸭、鹅、鸡等家畜、家禽和鸟类。
- 猪是最重要的传染源和中间宿主,特别是幼猪具有高感染率和高滴度的病毒血症。
- 病人的病毒血症短暂,且血中病毒滴度不高,故病人不是主要的传染源。
- 蝙蝠亦可能为乙型脑炎病毒(乙脑病毒)的传染源和长期宿主。

2. 传播媒介

- 主要传播媒介是三带喙库蚊。
- 感染的蚊子可带毒越冬并可经卵传代,因此蚊子不仅是传播媒介又是重要的储存宿主。
- 病毒通过蚊子在蚊-猪-蚊等动物中不断循环,其间带毒蚊子若叮咬人类,则可引起人类感染。

3. 流行特征

- 流行季节:夏、秋季(与蚊子密度的高峰期一致)。
- 易感人群:10岁以下儿童。
- 主要流行地区:热带和亚热带国家和地区。
- 中国是乙脑的高流行区:除新疆、青海、西藏外均有流行。

轻松一刻

【法律与法盲】

儿子:“爸爸,什么叫法律?”父亲:“法律就是法国的律师。”儿子:“那么什么是法盲?”父亲:“那当然就是法国的盲人。”

三、致病性与免疫性

1. 致病过程

- 病毒先在皮肤毛细血管内皮细胞和局部淋巴结增殖，然后进入血流，引起第一次病毒血症。
- 病毒随血流播散到肝、脾等处的单核/巨噬细胞中大量增殖，再次入血，引起第二次病毒血症。
- 少数患者，病毒可突破血-脑屏障侵犯中枢神经系统，在脑组织神经细胞内增殖，引起脑实质和脑膜炎症。

2. 致病机制

- 血脑屏障通透性增加：病毒诱导单核巨噬细胞分泌某些细胞因子，使血脑屏障通透性增加，易于侵入中枢神经系统。
- 细胞因子释放增加：病毒感染刺激免疫细胞释放 TNF-α、IL、IFN 等炎症细胞因子，引起炎症反应和细胞损伤。
- 免疫复合物介导的免疫损伤。
- 病毒感染导致的细胞凋亡。

3. 临床特征

- 高热。
- 剧烈头痛、频繁呕吐、颈项强直。
- 昏迷。
- 中枢性呼吸衰竭。
- 脑疝。
- 病死率：10%～30%。
- 后遗症：5%～20% 表现为痴呆、失语、瘫痪等。

4. 免疫性

- 乙脑病毒抗原性稳定，只有 1 个血清型。
- 病后免疫力牢固而持久，隐性感染也可获得牢固的免疫力。
- 体液免疫起主要作用。
- IgM 中和抗体：感染后 1 周产生，2 周达高峰。
- IgG 中和抗体：维持数年。
- 血凝抑制抗体：感染后第 5 天出现，2 周达高峰，维持 1 年以上。
- 特异性细胞免疫可阻止病毒侵入脑组织。

四、微生物检查

- 病毒的分离培养：细胞培养或乳鼠脑内接种。
- 病毒抗原检测：血液或脑脊液中的病毒抗原检测。
- 血清学试验：检测 IgG、IgM 或血凝抑制抗体。
- 病毒核酸检测：实时定量荧光 PCR 或 RT-PCR 技术检测乙脑病毒核酸。

随想心得

五、防治原则

1. 防蚊灭蚊　是预防乙型脑炎的重要环节。

2. 特异性预防

- 采用灭活疫苗和减毒活疫苗。
- 我国使用灭活疫苗进行计划免疫。
- 免疫对象:9个月至10岁儿童。
- 免疫保护率:超过60%。

3. 动物宿主的管理　幼猪的免疫接种。

第二节　登革病毒

一、重要的生物学性状

1. 登革病毒

- 是登革热的病原体。
- 登革热是分布最广、发病最多的虫媒病毒病。
- 流行于热带和亚热带100多个国家和地区。
- 全球25亿人口受登革热的威胁。
- 每年病例5000万~1亿。
- 我国南方时有流行。

2. 形态结构和基因组特征　与乙脑病毒相似。

3. 有4个血清型　DENV-1、DENV-2、DENV-3、DENV-4 型间有交叉抗原性,但没有交叉免疫保护作用。

二、流行病学特征

(1) 传染源——病人、隐性感染者。

(2) 自然储存宿主——人、灵长类动物。

(3) 传播媒介——埃及伊蚊、白纹伊蚊。

(4) 易感人群——人群普遍易感。

三、致病性与免疫性

1. 登革热(dengue fever, DF)

- 潜伏期4~8天。
- 发热、极度疲乏。
- 疼痛:头痛、全身关节及肌肉疼痛(100%)。

轻松一刻

【不怕】

甲:"抽烟不好,抽多了折寿。"

乙:"不怕,我抽的是'寿星'牌。"

- 皮疹(70%)。
- 淋巴结肿大。
- 自限性疾病,预后良好。

2. 登革出血热/登革休克综合征(DHF/DSS)

- 具有普通登革热的症状,明显出血现象。
- 消化道出血。
- 呼吸道出血。
- 子宫出血。
- 脑、蛛网膜下腔出血。
- 休克。
- 病死率高。
- 登革病毒抗体依赖的增强作用(ADE)。
- DSS/DHF 的发病机制尚未完全清楚:目前认为与“抗体依赖的增强作用”(ADE)有关。
- ADE:初次感染登革病毒后机体可产生非中和类 IgG 抗体,当再次感染同型或异型登革病毒时,病毒与非中和类抗体形成免疫复合物,通过单核巨噬细胞表面的 Fc 受体,增强病毒对靶细胞的吸附和感染作用。

四、微生物学检查

1. 病毒的分离培养 采集早期病人血清接种白纹伊蚊 C6/36 细胞。

2. 血清学检查 用抗体捕获 ELISA 法或免疫层析法检测病人血清中特异性 IgM 抗体和 IgG 抗体。

3. 病毒核酸检测 用 RT-PCR 检测登革病毒核酸。

五、防治原则

(1) 无预防登革热的疫苗。

(2) 无特效治疗药物。

(3) 防蚊灭蚊是目前预防登革热的主要手段。

随想心得

第三十章　出血热病毒

板书笔记

1. 出血热　不是一种疾病，而是一大类疾病的统称。
2. 不同特征　发热的程度、热型，出血的程度、部位、损害的脏器。
3. 共同特征　“3H”症状。
- 发热（hyperpyrexia）。
- 出血（hemorrhage）。
- 低血压（hypotension）休克。

4. 人类出血热病毒及其所致疾病　见表 2-30-1。本章主要介绍汉坦病毒。

表 2-30-1　人类出血热病毒及其所致疾病

病毒类属	病毒	主要媒介	所致疾病	主要分布
布尼亚病毒科	汉坦病毒	啮齿动物	肾综合征出血热	亚洲、欧洲、非洲、美洲
			汉坦病毒肺综合征	美洲、欧洲
	克里米亚-刚果出血热病毒	蜱	克里米亚-刚果出血热	非洲、中亚、中国新疆
	Rift 山谷热病毒	蚊	Rift 山谷热	非洲
黄病毒科	登革病毒	蚊	登革热	亚洲、南美
	黄热病病毒	蚊	黄热病	非洲、南美
	Kyasanur 森林热病毒	蜱	Kyasanur 森林热	印度
	鄂目斯克出血热病毒	蜱	鄂目斯克出血热	俄罗斯
披膜病毒科	基孔肯雅病毒	蚊	基孔肯雅热	亚洲、非洲
沙粒病毒	Junin 病毒	啮齿动物	阿根廷出血热	南美
	马丘波病毒	啮齿动物	玻利维亚出血热	南美
	Lassa 病毒	啮齿动物	Lassa 热	非洲
丝状病毒科	埃博拉病毒	猴	埃博拉出血热	非洲、美洲
	马堡病毒	未确定	马堡出血热	非洲

轻松一刻

【吃鸡蛋】

一位妇女带着她的女儿去看精神科医生。

妇女说：“我的女儿这半年来，一直觉得自己是一只母鸡。”

医生说：“已经半年了，为什么现在才带来看病呢？”

妇女说：“因为我们一家人都一直在等着吃鸡蛋！”

一、概　况

1. 汉坦病毒的分类　单分子负链 RNA 病毒目（Mononegavirales）布尼亚病毒科（Bunyaviridae）汉坦病毒属（*Hantavirus*）。

2. 汉坦病毒（Hantavirus）　指属，也泛指各型。

3. 汉滩病毒（Hantaan virus）　专指汉滩型。

表 2-30-2　汉坦病毒型别和所致疾病

病毒型	所致疾病
汉滩病毒（Hantaan virus）	HFRS
汉城病毒（Seoul virus）	HFRS
多布拉伐-贝尔格莱德病毒（Dobrava-Belgrade virus）	HFRS
普马拉病毒（Puumala virus）	HFRS
泰国病毒（Thailand virus）	HFRS
希望山病毒（Prospect Hill virus）	?
索塔帕拉雅病毒（Thottapalaym virus）	?
辛诺柏病毒（Sin Nombre virus）	HPS

4. 汉坦病毒属的主要病毒（型）　见表 2-30-2。

5. 汉坦病毒在临床上主要引起的急性传染病

- 肾综合征出血热（HFRS）以发热、出血、急性肾功能损害和免疫功能紊乱为主要特征。
- 汉坦病毒肺综合征（HPS）以肺浸润及肺间质水肿，呼吸窘迫、呼吸衰竭为主要特征。

6. 中国是世界上 HFRS 疫情最严重的国家

- 流行范围广，发病人数多，病死率较高。
- 传染源和宿主动物种类多、分布广。
- 可通过多种途径传播。
- 多为野外感染，主要危害青壮年。
- 缺乏特异有效的治疗药物。

二、生物学性状

1. 汉坦病毒的形态和结构特征

- 病毒颗粒具有多形性，多数呈圆形或卵圆形。
- 有包膜。
- L：6.3～6.5kb，编码 RNA 聚合酶，与病毒的复制、转录有关。
- M：3.6～3.7kb，编码包膜糖蛋白 G1、G2。
- S：1.6～2.0kb，编码核壳蛋白。
- 汉坦病毒的基因组：单股负链 RNA。
- 包膜糖蛋白 G1 和 G2：分别为 70kDa 和 55kDa。有中和抗原位点和血凝抗原位点，能刺激机体产生中和抗体，起保护作用，但免疫原性较弱。
- 核壳蛋白：50kDa。免疫原性强。氨基端有多个线性抗原位点，对维持完整核壳蛋白的立体构象和抗原活性有重要作用；有 T 细胞识别位点，能同时刺激机体的体液免疫应答和细胞免疫应答。

2. 培养特性及实验动物

- 多种（原代、二倍体、传代）细胞敏感：培养时间长，不出现 CPE，需用免疫学方法证实。
- 易感动物有多种（主要为啮齿动物）：除小白鼠乳鼠感染后可发病及致死外，其余均无明显症状。

3. 抵抗力

- 对酸（pH 3.0）和丙酮、氯仿、乙醚等敏感；一般消毒剂如新洁尔灭等也能灭活病毒。

随想心得

- 不耐热，56～60℃，30 分钟可灭活病毒。
- 紫外线照射（50cm，1 小时）可灭活病毒。

三、流行病学特征

1. 传染源和宿主动物

- 多宿主性，主要为啮齿动物。姬鼠属、家鼠属、林平属、白足鼠属等为主要传染源。
- 我国主要是黑线姬鼠和褐家鼠。

2. 传播途径尚未完全确定

- 动物源性传播：呼吸道、消化道、破损皮肤。
- 垂直（胎盘）传播。
- 虫媒（螨）传播。

3. 流行地区和季节　见表 2-30-3。

表 2-30-3　我国主要疫区类型和流行季节

我国主要疫区类型	流行季节（高峰）
姬鼠型（汉滩型）疫区	11～12 月、6～7 月
家鼠型（汉城型）疫区	3～5 月
混合型疫区	冬、春季均可出现流行高峰

四、致病性与免疫性

1. 三大主症

- 发热。
- 出血。
- 肾脏损害。

2. 五期经过（典型病例）

- 发热期。
- 低血压期。
- 少尿期。
- 多尿期。
- 恢复期。

3. 临床表现　起病急，发展快，病情重。

4. 发热期（持续 3～6 天）

- 发热：必备症状，多为高热（38～40℃）。
- “三红”：颜面、颈部、上胸部弥漫性充血（酒醉貌）。
- “三痛”：头痛、眼眶痛、腰痛。
- 出血：球结膜充血、皮肤黏膜出血。
- 肾脏损害：蛋白尿。

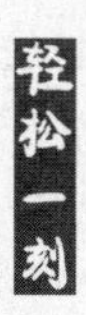

【五官科】

甲：“你还在房产科工作？”乙：“不，在‘五官科’。”甲：“哦，你调到医院去了？”乙：“不是。”甲：“你们那么个小厂还有五官科哪？”乙：“我们房产科人不多，但正副科长有五个，五个官儿，不是五官科吗？”

5. 低血压休克期(持续 1～3 天)

- 出血症状加重:出血量增多,重症者可多处出血。
- "三痛"症状加剧。
- 肾脏损害加重。
- 低血压、休克。

6. 少尿期(持续 2～5 天)

- 尿量明显减少(<500ml/d)。
- 肾损害及出血症状达高峰是本病最凶险的阶段。患者的死亡多发生在此期。
- 突出表现为"三高":高血钾、高血容量、高氮质血症。

7. 多尿期(持续 1～2 周)

- 多尿原理:肾脏组织逐渐恢复,肾小球滤过率增加,但肾小管重吸收功能尚未完全恢复。
- >2000ml/d,后期 4000～8000ml/d。

8. 恢复期(1 ～ 3 个月)

- 尿量:<2000ml/d。
- 各种症状体征逐渐消失,体力逐渐恢复。

9. 发病机制

(1) 病毒直接作用:靶细胞为血管内皮细胞、骨髓巨核细胞、肝细胞、神经细胞、单核细胞。

(2) 免疫病理损伤(发病与机体免疫应答密切相关)

- Ⅰ型变态反应——患者早期 IgE 和组胺↑,嗜碱性粒细胞脱颗粒试验阳性。
- Ⅲ型变态反应——特异性抗体↑,免疫复合物形成、沉积、激活补体,肥大细胞以及受损血小板释放血管活性物质、炎性因子等,血管和各组织免疫病理损伤。

10. 免疫性

(1) 人群易感性

- 普遍易感。
- 多呈隐性感染。
- 患者以青壮年为主。

(2) 免疫特点

- 感染后免疫应答出现早、强。
- 以体液免疫(中和抗体)为主。
- 细胞免疫(包括细胞因子)起重要作用。
- 病后免疫力持久。
- 强烈免疫应答也参与致病。

五、微生物学检查法

1. 常规检查 白细胞↑、血小板↓、蛋白尿。

2. 血清学检查(特异性检验诊断)

随想心得

- 早期诊断：特异性 IgM 抗体（ELISA 捕捉法）。
- 流行病学调查：特异性 IgG 抗体（ELISA、IFA）。
- 鼠带毒监测：病毒抗原（直接或间接 IFA）。

3. 病毒分离

- 标本：发热期患者的血液、鼠肺。
- 方法：细胞分离、小白鼠乳鼠分离。
- 用途：首发病例确定、新型别的确定。

六、防 治 原 则

1. 预防

- 灭鼠、防鼠，灭虫、消毒和个人防护措施。
- 疫苗：纯化乳鼠脑灭活疫苗（汉滩型）。
- 细胞培养灭活单价疫苗（汉滩型或汉城型）。
- 细胞培养灭活双价疫苗（汉滩型和汉城型）。
- 接种人体后均可刺激产生特异性抗体，接种观察表明对预防 HFRS 有较好效果。
- 目前 HFRS 疫苗应用中存在的问题
  - 中和抗体滴度不高：一般均为 1∶10～1∶40。
  - 抗体维持时间较短：常需追加免疫。
  - 刺激细胞免疫应答的能力弱。

2. 治疗

- “三早一就”：早发现、早诊断、早治疗，就近医治。
- 把好“五关”：休克、尿毒症、高血容量、大出血、继发感染。
- 以“液体疗法”为主的综合对症治疗措施。
- 缺乏特异而有效的治疗药物。

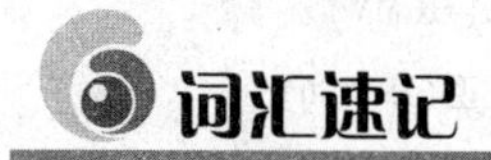

reverse［riˈvəːs］*n.*　扭转；re 再，又〔例，renounce 斥责（re 再+nounce 说→说了又说→斥责）〕+ verse 转〔例，transverse 横断物〕

Salmonella　沙门菌属

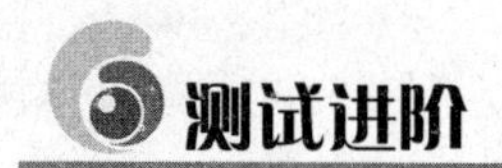

问答题

（1）简述流脑的致病病毒的特点及诊断方法。

（2）汉坦病毒的生物学性状。

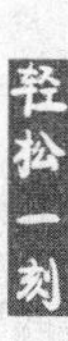

【保证能找到黄金】

甲："你说在什么地方保证能找到黄金？"乙"字典里！"

第三十一章 疱疹病毒

板书笔记

1. HHV 的特性

- 包膜:球形,150～200 nm。
- 核衣壳:立体对称。
- 基因组:dsDNA,编码多种蛋白和酶。
- 增殖:核内复制,融合成多核巨细胞。
- 感染类型:原发感染、潜伏感染、复发感染。
- 免疫:CMI 控制 HHV 感染。

2. 人疱疹病毒的分类 见表 2-31-1。

表 2-31-1 人疱状病毒的分类

疱疹病毒亚科 “-herpesviridae”	疱疹病毒属 “-virus”	正式命名 “Human -Herpesvirus”	常用名
Alpha(α)	*Simplex*	人疱疹病毒 1 型(HHV-1)	单纯疱疹病毒 1 型(HSV-1)
		人疱疹病毒 2 型(HHV-2)	单纯疱疹病毒 2 型(HSV-2)
	Varicello	人疱疹病毒 3 型(HHV-3)	水痘带状疱疹病毒(VZV)
Beta(β)	*Cytomegalo*	人疱疹病毒 5 型(HHV-5)	人巨细胞病毒(HCMV)
	Roseolo	人疱疹病毒 6 型(HHV-6)	人疱疹病毒 6 型(HHV-6)
		人疱疹病毒 7 型(HHV-7)	人疱疹病毒 7 型(HHV-7)
Gamma(γ)	*Lymphocrypto*	人疱疹病毒 4 型(HHV-4)	EB 病毒(EBV)
	Rhadino	人疱疹病毒 8 型(HHV-8)	卡波西肉瘤相关疱疹病毒(KSHV)

第一节 单纯疱疹病毒

一、生物学性状

1. 血清型 HSV-1 和 HSV-2。

2. 基因组 150kb,编码 70 多种蛋白,病毒编码蛋白的功能。

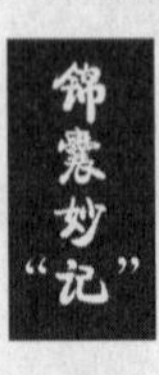

【水痘病毒】

原发水痘儿时现,再发带疱成人期。

3. 病毒结构蛋白 衣壳蛋白+包膜糖蛋白即 gC、gL、gE 等。

4. 参与病毒增殖 DNA 聚合酶、TK。

5. 与宿主细胞相互作用 黏附性糖蛋白为 gB、gC、gD 和 gH;融合蛋白为 gB 等。

6. 免疫逃逸 gC,gE/gL 复合物。

7. 血清型分型 gG(型特异性糖蛋白);gG-1 代表 HSV-1,gG-2 为 HSV-2。

二、致病性与免疫性

1. HSV 感染 较普遍。

2. 传播途径

- 密切接触传播:唾液、阴道分泌物,疱疹液,接吻,共用杯子,牙刷等。
- 性接触;垂直传播。
- 疱疹液(手、眼、皮肤)传播。

3. 发病机制 密切接触和性接触、经黏膜和破损皮肤→上皮细胞内复制(疱疹液中充满病毒颗粒,具有传染性,疱疹基底部见多核巨细胞)→神经细胞为潜伏感染。

4. 原发感染

- 表现:黏膜与皮肤的局部疱疹。
- HSV-1:腰以上感染为主,如唇疱疹、龈口炎、角膜结膜炎等。
- HSV-2:腰以下及生殖器感染为主,如生殖系统疱疹、新生儿疱疹等。

5. 潜伏感染

- 原发感染后, HSV 由感觉神经感觉神经节。
- HSV-1:三叉神经节和颈上神经节。
- HSV-2:骶神经节。
- 潜伏的 HSV 不复制,对抗病毒药物不敏感。

6. 复发性感染

- 非特异性刺激:发热、月经、感染等。
- 激活潜伏病毒。
- 沿感觉神经纤维下行到末梢(原发部位)。
- 感染黏膜或皮肤上皮细胞。
- 免疫记忆反应。
- 病程短, 组织损伤轻, 感染局限。

轻松一刻

【别开生面的座谈会】

某大学学生会生活部召集各系的生活委员开座谈会,征求大家对食堂的意见。

历史系的代表说:"食堂的馒头硬得惊人,不知是哪个朝代的?我们考古专业的同学对此很有兴趣。"

中文系的代表说:"食堂非常富于浪漫主义色彩,青菜里冒出破袜子,不知这是什么新流派?"

美术系的代表说:"食堂职工的围裙,和我们的调色板一样绚丽多彩。"

众人抱怨道:"不知为何这一切不能改变。"

法律系的代表说:"谁说没改变过。上级检查团一到,伙食不就改变了吗?"

7. 免疫

- IFN 和 NK 细胞：限制原发感染发展。
- 中和抗体：阻断病毒扩散。
- 细胞免疫：控制和消除 HSV 感染。

三、微生物学检查法

- 检测核酸：PCR 或原位杂交检测 HSV 的 DNA。
- 检测抗原：刮取疱疹基底部组织；荧光素或酶标记抗体染色；检查细胞内疱疹病毒抗原。
- 分离病毒：标本为水疱液、唾液或 CSF；细胞为 BHK-21，Vero；CPE 为细胞肿胀；融合细胞；包涵体。

第二节　水痘-带状疱疹病毒(VZV)

一、生物学性状

1. 水痘-带状疱疹病毒(varicella zoster virus，VZV)**与 HSV 的相似点**

- 潜伏于神经细胞，引起复发感染。
- 细胞免疫限制和防治重症水痘。
- 皮肤损伤以水疱为特征，疱液中含大量病毒颗粒。
- 编码 TK 等，对抗病毒药物敏感。

2. 与 HSV 不同点

- 经呼吸道以及接触传播。
- 通过病毒血症播散至皮肤。

二、致病性与免疫性

(1) 水痘(原发感染)：好发于 3～6 岁儿童，冬春季流行。

(2) 带状疱疹(复发感染)：病毒潜伏在神经节，病毒激活后引发(紧张压力或免疫力低下等因素)。

(3) VSV 原发感染和潜伏感染。

(4) VZV 复发性感染。

三、微生物学检查法与防治

1. 诊断　临床表现典型，无需进行微生物学检查。病毒检测似 HSV：核酸、抗原、病毒分离等。

2. 治疗　①阿昔洛韦等；②IFN：限制疾病、缓解局部症状。

3. 预防　减毒活疫苗；接触病毒 72 小时以内，注射 VZIG(带状疱疹免疫球蛋白)进行紧急预防(被动免疫)。

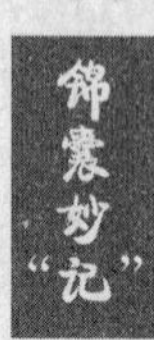

【单疱病毒】

单疱Ⅰ型唇疱疹，Ⅱ型患在生殖器。

第三节 人巨细胞病毒(HCMV)

一、生物学性状

(1) 形态结构:与 HSV 相似。

(2) 宿主范围:仅感染人、仅成纤维细胞中增殖。

(3) 复制周期为 36~48 小时。

(4) 细胞病变出现需 2~6 周:细胞变圆、膨胀、核变大、形成巨细胞,核内出现嗜酸性包涵体。

二、致病性与免疫性

1. HCMV 感染

- 病毒增殖:各种腔管道上皮细胞内血、唾液、乳液、尿、阴道分泌物等含病毒。
- 传播途径:经胎盘传至胎儿、产道至新生儿;乳液和唾液至儿童;输血和器官移植传播;接触性感染,包括性接触。

2. 原发感染 儿童和成人通常隐性感染;单核细胞增多症。

3. 潜伏感染 多数长期带毒;潜伏部位为唾液腺、乳腺、肾、白细胞等;长期或间歇地自唾液、乳汁、尿液、精液或宫颈分泌物中排出病毒。

4. 复发性感染 器官移植、AIDS、白血病和淋巴瘤等;长期用免疫抑制剂、激活潜伏病毒;引起肺炎、结肠炎和脑膜炎等。

5. 新生儿感染 经产道感染或出生后数周由母体(尿或乳汁中的病毒)或护理人员排出的病毒所引起的感染,少数表现为短暂的间质性肺炎、肝和脾轻度肿大、黄疸,多无明显症状但排毒。

6. 先天性感染 经胎盘感染的胎儿多死胎或先天性疾病巨细胞包涵体病即肝脾肿大、黄疸、溶血性贫血等;以及神经系统损伤多表现为耳聋和智力低下等。

三、微生物学检查与防治原则

1. 细胞培养 成纤维细胞中增殖,生长慢,CPE 需 2~6 周,可用免疫荧光检测病毒抗原。

2. ELISA HCMV-IgM;近期感染;胎儿感染。

3. 快速诊断 检测病毒核酸。

4. 异嗜性抗体的检测

- 辅助诊断,传染性单核细胞增多症。
- 交叉抗体:IgM 型抗体,有诊断价值(早期诊断、近期感染);效价>1∶224。
- 非特异凝集牛、绵羊 RBC;出现早,发病 3~4 周内达高峰;恢复期逐渐下降至消失。
- 缺点:假阳性(正常人, 血清病等)。

5. 防治原则 婴儿室发现 HCMV 感染时应将患儿隔离,孕妇要避免接触 HCMV 感染者;可用高滴度抗 HCMV 免疫球蛋白及抗病毒药物更昔洛韦等联合应用治疗严重 HCMV 感染。

轻松一刻

【如愿以偿】

在美术馆里,一位男士边欣赏一幅油画,边坐下来夸赞道:“多么不凡的天才之作。”他悄声对站在旁边的画家说。

“我真希望能够把这些奇异的色彩带回家。”

“你会如愿以偿的。”画家答道,“你正坐在我的调色板上。”

第四节 EB病毒(EBV)

一、生物学性状

(1) 形态结构类似疱疹病毒,但抗原结构不同。

(2) 常规方法不能培养。

(3) 潜伏在B细胞中。

(4) 增殖性感染产生的抗原

- 早期抗原(early antigen,EA):DNA聚合酶活性,表示EBV增殖;EA抗体为早期抗体,持续几个月表示近期感染。
- 衣壳抗原(viral capsid antigen,VCA):结构蛋白,存在细胞质和细胞核;VCA-IgM出现早,消失快;VCA-IgG出现晚,持续几年。
- EBV膜抗原(membrane antigen, MA):在细胞表面,属包膜糖蛋白;MA-IgM表示近期感染;MA-IgG可持续存在。

(5) 潜伏感染

- EBV感染B细胞或上皮细胞潜伏感染。
- 细胞含EBV基因组(游离或整合)。
- 选择性表达潜伏期抗原,刺激B细胞增生或永生化。

(6) EBV潜伏期抗原

1) 核抗原(EB nuclear antigen,EBNA)

- B细胞核内,为DNA结合蛋白。
- 维持EBV基因组在感染细胞内。
- 感染细胞逃避CTL杀伤。
- 与细胞永生化有关。
- EBNA抗体:感染晚期, 持续存在。

2) 潜伏膜蛋白(latent membrane protein, LMP)

- B细胞表面, 致癌蛋白。
- 改变细胞功能, 抑制细胞凋亡。
- 阻止潜伏病毒激活功能。

二、致病性与免疫性

1. Burkitt 淋巴瘤

- 96%~100%与EBV相关。
- 瘤细胞含EBV、DNA和EBNA。

2. 鼻咽癌

- 广东、湖南等地。

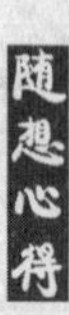

- 血清:高效价抗 VCA、EA 的 IgG 及 IgM 抗体。
- 抗体升高常在肿瘤之前。
- 癌组织:EBNA 和 LMP 阳性;PCR 查到 EBV 基因组。
- 鼻咽癌治疗后好转,抗体滴度下降。

3. 传染性单核细胞增多症

- EBV →唾液,接吻,共用杯子和牙刷等→口咽部上皮细胞增殖→感染淋巴组织中的 B 细胞→入血 →全身性 EBV 感染→表现单核细胞增多。
- 传染源:抗体阳性的隐性感染者和病人。
- 传播途径:唾液感染,输血传播,未见垂直传播。

4. 免疫性

- EBV 在人群中广泛存在,EBV 抗体阳性率达 90% 以上。
- 中和抗体能阻止外源性病毒再感染。
- 细胞和体液免疫不能清除体内潜伏的 EBV。

5. EBV 病毒感染致病机制 见图 2-31-1。

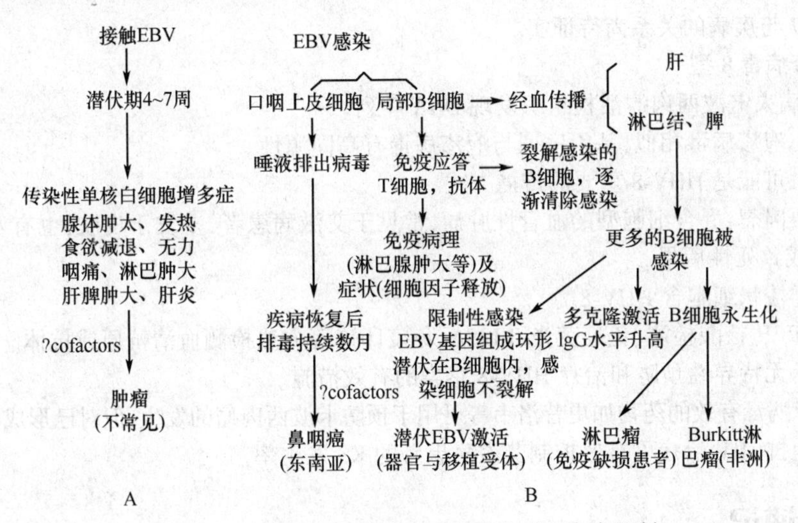

图 2-31-1 EBV 病毒感染主要临床表现和染病机制

A. 临床表现; B. 染病机制

6. EBV 特异性抗体检测

- VCA-IgM 阳性。
- VCA 抗体阳性和 EBNA 抗体阴性。
- EBNA 抗体阳性。
- VCA 抗体和 EBNA 抗体阳性。

轻松一刻

【登革热与流行性出血热病毒传播】

登革传播蚊叮咬,流行出血触鼠尿。

新疆出血硬蜱叮,寒热肌痛出血貌。

重症休克肾损害,测定抗体诊重要。

第五节　新型人疱疹病毒

1. 人疱疹病毒 6 型(HHV-6)

- 形态结构类似 HSV,嗜 $CD4^+$T 淋巴细胞,也可感染单核巨噬细胞、内皮细胞、上皮细胞等。
- 传播途径:通过唾液飞沫经呼吸道传播。
- 细胞免疫:限制感染,促进恢复。
- 婴儿玫瑰疹(roseola):潜伏期 4 ~ 7 天。
- 多见于 6 个月至 2 岁婴幼儿。
- 高热及呼吸道症状,4 天左右热退,颈部、躯干出现斑丘疹,维持 24 ~ 48 小时。

2. 人疱疹病毒 7 型

- AIDS 病人 T 细胞中分离的新病毒。
- 持续感染唾液腺。
- 多数人唾液分离出 HHV-7。
- 部分玫瑰疹与 HHV-7 感染有关。
- HHV-7 与疾病的关系尚待证实。

3. 人疱疹病毒 8 型

- AIDS 病人卡波西肉瘤活检组织发现 DNA 序列。
- 形态与疱疹病毒相似,基因序列与疱疹病毒有高同源性。
- 性接触可能是 HHV-8 重要的传播方式。
- 卡波西肉瘤:混合细胞型的血管性肿瘤,常见于艾滋病患者,多发于皮肤,也有发生于消化道和内脏,常造成致死性后果。
- 内皮样梭状细胞含 HHV-8。
- 诊断:PCR 核酸检测、免疫荧光、ELISA、免疫印迹等方法检测血清抗原或抗体。
- 目前尚无特异性预防和治疗 HHV-8 感染的有效措施。
- 抗疱疹病毒有效的药物如更昔洛韦等可用于预防卡波西肉瘤的发生,但对已形成的肿瘤无效。
- 积极地抗 HIV 治疗可有效控制艾滋病患者的 KS 发生率。

词汇速记

scarlet[ˈskaːlit] *n.*　猩红色，鲜红色布;〈注〉scar 疤

septicemia[ˌseptiˈsiːmiə] *n.*　败血症；septic 脓毒性的+emia 血症

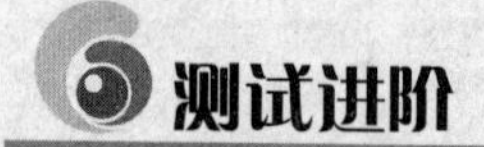

(一) 名词解释

(1) Herpes simplex virus

(2) Prickle cell

(二) 问答题

(1) 引起疱疹和风疹的病毒有何异同。

(2) 试述水痘-带状疱疹病毒的致病性及免疫性。

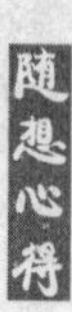

第三十二章　逆转录病毒

板书笔记

第一节　人类免疫缺陷病毒(HIV)

一、概　况

1. 逆转录病毒的定义　一组含有逆转录酶(reverse transcriptase)的RNA病毒。

2. 对人类致病的逆转录病毒

- 人类免疫缺陷病毒(HIV):是人类艾滋病的病原体。
- 人类嗜T细胞病毒(HTLV):HTLV-1型,引起成人T淋巴细胞白血病。HTLV-2型,引起人类毛细胞白血病。

3. 共同特性

- 球形,包膜表面有刺突。
- 基因组为两条相同的+ssRNA,病毒体含逆转录酶和整合酶。
- 复制有独特的逆转录过程,病毒RNA先逆转录为双链DNA,然后整合到细胞DNA中,构成前病毒。
- 具有gag、pol和env 3个结构基因和多个调节基因。
- 宿主细胞受体决定病毒的组织嗜性,成熟病毒以芽生方式释放。

4. HIV概况

- HIV-1于1983年从一例淋巴腺综合征患者的淋巴结中分离出。
- 分类:逆转录病毒科(Retraviridae)慢病毒属(*Lentivirus*)。
- HIV-1:在全球流行,大多数AIDS由HIV-1引起。
- HIV-2:主要在西非和西欧局部流行。
- 人类免疫缺陷病毒(HIV)。
- AIDS——全球重要的公共卫生问题。
- 我国HIV/AIDS感染特点
  - ◆疫情依然呈上升趋势,但增速减缓。

轻松一刻

【两个艺术家】

卓伏柯瑟夫是古希腊艺术家,一次他画的一串葡萄逼真极了,引来了四面八方的飞鸟争相啄食。另一个艺术家巴拉西说:"我力求超过你!"

不久,他就把自己的画拿到卓伏柯瑟夫面前。卓伏柯瑟夫只是想看巴拉西手中的画,着急地喊道:"快点拿开画上的布帘,我想看看你的画!"

"看吧!可我画的就是布帘呀!"

"你超过了我!"卓伏柯瑟夫说,"我欺骗的仅仅是飞鸟,而你欺骗的是艺术家!"

◆ 注射毒品传播和血液传播的比例逐年下降，性传播成为主要传播途径。

◆ 自高危人群向普通人群扩散。

◆ 地域分布差异大，局部地区疫情严重。

二、生物学性状

1. HIV 的形态学特征

- 球形、直径 100～120nm 。
- 有包膜，刺突含两种糖蛋白 gp120 和 gp41。
- 包膜的内侧衬有内膜蛋白(p17)。
- 核心含两条相同的+ssRNA、核衣壳蛋白(p7)、衣壳蛋白(p24)，并携带逆转录酶、整合酶、蛋白酶和 RNA 酶 H。

2. gp120 为包膜表面糖蛋白，与病毒的吸附有关(与靶细胞表面 CD4 分子结合)；有中和抗原表位，能刺激机体产生中和抗体；易发生变异，有利于病毒逃避免疫清除。

3. gp41 为跨膜糖蛋白，介导病毒包膜与宿主细胞膜的融合。

4. 基因组 +ssRNA(二聚体)，有 3 个结构基因以及 6 个调节基因；两端有 LTR。

5. HIV 基因及其编码蛋白 见表 2-32-1。

表 2-32-1 HIV 基因及其编码蛋白

基因	编码蛋白	蛋白质的功能
结构基因		
gag	p24 和 p7	衣壳蛋白和核衣壳蛋白
	p17	内膜蛋白
pol	逆转录酶	逆转录酶活性和 DNA 聚合酶活性
	RNA 酶 H	水解 RNA:DNA 中间体中的 RNA 链
	蛋白酶	切割前体蛋白
	整合酶	使病毒 DNA 与细胞 DNA 整合
env	gp120	使病毒吸附于靶细胞表面 CD4 分子
	gp41	介导病毒包膜与宿主细胞膜融合
调节基因		
tat	Tat	反式激活蛋白，激活 HIV 基因的转录
rev	Rev	促进病毒 mRNA 转运至细胞质
Nef	Nef	提高 HIV 的复制能力和感染性

6. 病毒的复制

- 主要受体：CD4 分子(主要表达于 $CD4^+$ T 淋巴细胞，在单核-巨噬细胞等也有表达)。
- 辅助受体：CXCR4、CCR5。
- HIV 借助于 gp120 与靶细胞表面的 CD4 分子结合，然后再与辅助受体结合，gp41 融合肽暴

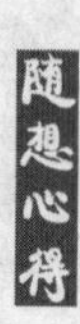

露,介导膜融合,使病毒侵入细胞。

7. 分型

- HIV-1:分 M 组(A ~ K 11 个亚型)、O 组(O 亚型)、N 组(N 亚型)。
- HIV-2:分 7 个亚型(A ~ G)。
- HIV-1 M 组在全球流行,不同地区流行的亚型不同。
- HIV-2 和 HIV-1 的 O 组/N 组主要局限于西非等地流行。

8. 变异性

- HIV 具有高度变异性(显著特点之一)。
- 主要原因:逆转录酶无校正功能;env 基因(编码 gp120)变异率最高。

9. 抵抗力

- 对理化因素的抵抗力较弱。
- 常用化学消毒剂处理 10 ~ 30 分钟,可灭活 HIV。
- 高压蒸汽灭菌,或煮沸 100℃,20 分钟均可灭活 HIV。
- HIV 在 20 ~ 22℃液体中可存活 15 天;在冷冻血制品中须 68℃,72 小时才能保证灭活 HIV。
- HIV 对紫外线不敏感。

三、致病性与免疫性

1. 传染源和传播途径

- 传染源:HIV 感染者和 AIDS 患者,病毒主要存在于血液、精液、阴道分泌物、乳汁。
- 主要传播途径见表 2-32-2。

表 2-32-2　HIV 的主要传播方式

传播途径	传播方式
性传播	
血液传播	通过输血、血制品、器官移植、注射等方式传播
母婴传播	通过胎盘、产道或哺乳等方式传播

2. 致病机制

(1) 感染细胞:$CD4^+$T 淋巴细胞(表达大量 CD4 分子和 CXCR4)——主要靶细胞 ;受感染的 $CD4^+$T 细胞数量进行性减少和功能丧失,继发免疫缺陷综合征。

(2) HIV 损伤 $CD4^+$T 细胞的机制

- $CD4^+$T 细胞破坏增加:诱导细胞融合、抑制细胞生物合成,导致细胞死亡;促进细胞凋亡;CTL、抗体介导的 ADCC 对靶细胞的杀伤作用等。
- $CD4^+$T 细胞产生减少:HIV 侵犯胸腺细胞、骨髓造血干细胞,使 $CD4^+$T 细胞产生减少。
- $CD4^+$T 细胞功能受损:Th1/Th2 失衡,Th2 呈极化优势,造成 $CD4^+$T 细胞功能障碍。

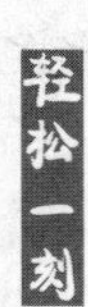

【南方语】

有一位先生不学无术,却装成学贯中西的样子到处吹牛。一天,他的邻居来请他念一封信。他装模作样地看了好半天,其实一个字也不认识。他问邻居:"信从哪儿寄来的?"邻居回答:"是从南方寄来的。"先生叹了口气,如释重负地说:"唉! 怪不得我不认识,原来信是用南方语写的。"

（3）单核/巨噬细胞：表达少量 CD4 分子，其辅助受体为 CCR5；单核/巨噬细胞感染后不被溶解，长期携带 HIV，使病毒向其他组织播散。

（4）HIV 潜伏的重要场所：$CD4^+$记忆 T 细胞、单核/巨噬细胞。

3. 临床特点

- 潜伏期长，大约 10 年。
- 临床感染过程分为 4 个时期（表 2-32-3）。

表 2-32-3 HIV 的临床感染过程

急性感染期	2～3 周，非特异症状
无症状潜伏期	10 年左右，HIV 抗体阳性
AIDS 相关综合征	开始出现症状
免疫缺陷期	典型 AIDS 期，合并机会性感染和 AIDS 相关恶性肿瘤

4. 免疫性

- CTL、中和抗体，以及 NK 细胞的 ADCC 效应均在抗 HIV 感染中发挥作用。
- 细胞内 HIV 的清除主要依靠细胞免疫反应。
- 细胞免疫可限制病毒感染，但不能完全清除病毒，并随疾病进展而下降。
- HIV 抗原频繁变异逃避了免疫清除作用。

四、微生物学检查法

1. 检测目的

- AIDS 的诊断。
- 指导抗病毒药物治疗。
- 筛查和确认 HIV 感染者，以阻断 HIV 的传播途径。

2. 方法

- 检测病毒抗体：ELISA 筛查、Western blot 确认。
- 检测病毒抗原：检测 HIV p24 抗原。

3. 早期辅助诊断

- 检测病毒核酸：定量 RT-PCR。
- 病毒分离：特征性细胞病变为融合细胞，一般不用于临床常规诊断。

五、防治原则

1. 治疗 HIV 感染的药物

- 逆转录酶抑制剂：包括核苷类逆转录酶抑制剂（NRTI）和非核苷类逆转录酶抑制剂（NNRTI）。
- 蛋白酶抑制剂（PI）。
- 病毒入胞抑制剂：包括融合抑制剂（FI）和 CCR5 拮抗剂。

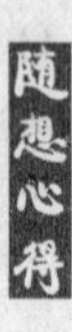

- 整合酶抑制剂(INSTI)。

2. 治疗原则

- 联合用药("鸡尾酒"疗法)。
- 高效抗逆转录病毒治疗(highly active anti-retrovial therapy, HAART)。
- 联合应用2种核苷类药+1种非核苷类药或蛋白酶抑制剂。

3. 预防

(1) 目前尚无临床有效的HIV疫苗。

(2) 一般预防措施

- 普遍开展预防AIDS的宣传教育。
- 建立全球和地区性HIV感染的监测网,及时掌握疫情。
- 对献血、献器官、献精液者必须做HIV抗体检测,并辅助核酸或抗原检测。
- 提倡安全性生活。
- 禁止共用注射器、注射针、牙刷和剃须刀等。
- HIV抗体阳性妇女,应避免怀孕或避免用母乳喂养婴儿等。

第二节　人类嗜T细胞病毒(HTLV)

1. 人类嗜T细胞病毒(HTLV)　为RNA肿瘤病毒具有典型逆转录病毒的形态与结构。

2. 传播途径　血液传播、性接触传播、母婴传播。

3. HTLV-1　引起成人T淋巴细胞白血病(adult T cell leukemia,ATL)。

4. HTLV-2　引起毛细胞白血病。

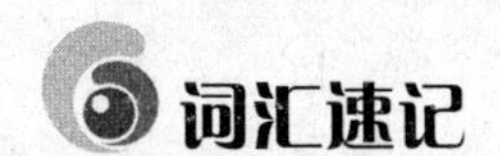

词汇速记

sterilization[sterilaiˈzeiʃən] *n.*　杀菌, 绝育;同义词:infertility

subclinical[sʌbˈklinikl] *adj.*　临床症状不显的, 亚临床的; sub下〔例,subdue压制〕+clinical临床的

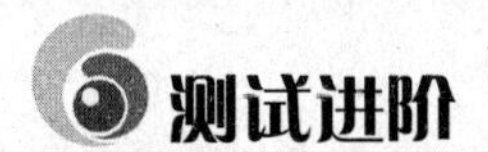

测试进阶

(一) 名词解释

(1) AIDS

(2) ARC

(3) PGL

(4) gp120

(二) 问答题

(1) 怎样有效灭活HIV。

(2) 诊断HIV感染的方法。

(3) 简述HIV基因结构及编码蛋白的功能。

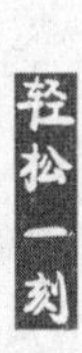

轻松一刻

【结果一样】

病人:"大夫,你真的认为我得的是肝炎吗? 有时候,医生按肝炎治疗,病人却死于其他的病。"

医生:"我治疗肝炎时,病人就死于肝炎。"

第三十三章 其他病毒

板书笔记

第一节 狂犬病病毒

一、概 况

- 狂犬病病毒属于弹状病毒科(Rhabdoviridae)狂犬病病毒属(*Lyssavirus*)。
- 是一种嗜神经性病毒。
- 可以引起犬、猫和多种野生动物的自然感染,并可通过动物咬伤或密切接触等形式在动物间或动物人类间传播而引起狂犬病。
- 狂犬病(rabies)又称恐水症(hydrophobia),是一种人畜共患的自然疫源性疾病。
- 是目前死亡率最高的传染病,一旦发病,死亡率近乎100%。
- 至今尚无有效的治疗方法。
- 预防狂犬病的发生尤其重要。

二、生物学性状

(1) 弹状病毒科狂犬病病毒属。

(2) 子弹状,一端钝圆,另一端扁平。

(3) 核酸为-ssRNA,衣壳呈螺旋对型。

(4) 包膜有大量糖蛋白突起血凝素。

(5) 病毒复制

- 病毒包膜表面糖蛋白G与神经细胞表面乙酰胆碱受体(acetylcholinereceptor,AchR)特异结合后,促进病毒吸附。
- 引起吸附病毒部位的细胞膜内陷、包裹病毒穿入细胞。
- 进而通过膜融合以及脱衣壳的过程将病毒核酸(-ssRNA)释放至细胞质中。
- 随后病毒-ssRNA分别指导病毒基因的mRNA转录以及蛋白的合成。
- 合成互补正链RNA作为模板复制子代病毒的-ssRNA。
- 病毒-ssRNA与蛋白质装配成核衣壳。
- 以出芽形式释放出病毒颗粒,同时获得包含G蛋白和M2蛋白的病毒包膜。

锦囊妙"记"

【EB病毒】

鼻咽癌和淋巴瘤,相关病毒为EB。

(6) 易感动物范围：家畜(狗、猫)，野生动物(狼、狐狸、猴、蝙蝠等)。

(7) 内基小体(Negri body)

- 狂犬病病毒在易感动物或人的中枢神经细胞(主要是大脑海马回的锥体细胞)中增殖时，可以在细胞质中形成一个或多个、圆形或椭圆形、直径为20~30nm的嗜酸性包涵体。
- 可以作为辅助诊断狂犬病的指标。

(8) 毒力变异

- 野毒株(wild strain)：从自然感染的动物体内分离的病毒。
- 固定株(fixed strain)：将野毒株在家兔脑内连续传代后，病毒对家兔致病的潜伏期随传代次数的增加而逐渐缩短，至50代左右潜伏期由原来的4周左右缩短为4~6天，但继续进行传代，潜伏期不再缩短。
- 并表现为对家兔的致病性增强，对人或犬的致病性明显减弱，并且不能通过脑外途径接种引起犬的脑神经组织感染而发生狂犬病。

(9) 抵抗力

- 不强，60℃，30分钟或100℃，2分钟可灭活。
- 在脑组织中室温或4℃可持续1~2周。
- 酸、碱、脂溶剂、肥皂水、去垢剂等有灭活病毒的作用。

三、致　病　性

(1) 狂犬病病毒能引起多种家畜和野生动物，如犬、猫、牛、羊、猪、狼、狐狸、鹿、臭鼬、野鼠、松鼠等的自然感染。

(2) 吸血蝙蝠等也可能是病毒在自然界的重要储存宿主。

(3) 动物间的狂犬病主要是通过患病动物咬伤健康动物而传播的。

(4) 传染源

- 病犬是发展中国家狂犬病的主要传染源，其次是由家猫和狼传播。
- 野生动物如狐狸、蝙蝠、臭鼬和浣熊等逐渐成为发达国家狂犬病的重要传染源。
- 患病动物唾液中含有大量的病毒，于发病前5天即具有传染性。
- 隐性感染的犬、猫等动物亦有传染性。

(5) 传播途径

- 主要通过被患病动物咬伤、抓伤或密切接触而感染。
- 黏膜也是病毒的重要侵入门户。

(6) 所致疾病

- 人被狂犬咬伤后的发病率为30%~60%　。
- 潜伏期通常为3~8周，短者10天，长者可达数月或数年。

轻松一刻

【求知心切】

王婶："你给你们家小英子订了个啥杂志？"

陈姨："她老师说，俺小英子作文太差，不是用词不当，就是没词。所以嘛，给俺小英子订了份《词刊》。你呢？"

王婶："咱家的小梅比你家英子小，她班主任说她人不笨，就是读书不得法，俺寻思着，给她订了份《书法》，你说可中？"

涂妈："我说，你们订的那书有实用吗？我们家的小铁子别看他读书有点懵，可他球打得不错，我给他订了本《环球》。"

- 咬伤部位距头部愈近、伤口愈深、伤者年龄愈小，则潜伏期越短。
- 患者容易发生呼吸肌、吞咽肌痉挛。
- 入侵病毒的数量、毒力以及宿主的免疫力等因素也与狂犬病的发生有关。
- 恐水症：在饮水、听到流水声时，均可引起严重的咽喉肌痉挛。
- 当交感神经受刺激时，可出现唾液和汗腺分泌增多。
- 当迷走神经节、交感神经节和心脏神经节受损时，可引起心血管功能紊乱或猝死(图 2-33-1)。

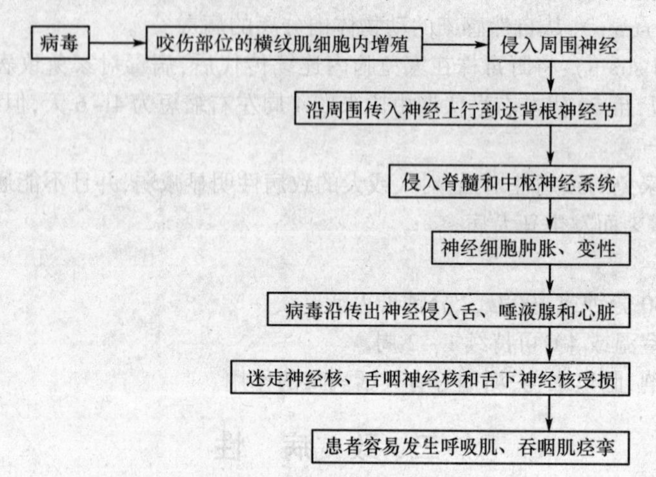

图 2-33-1 狂犬病毒作用机制

四、免 疫 性

(1) 病毒感染可诱导机体产生抗体，中和游离病毒，疫苗接种对预防该病有效。

(2) 抗体对细胞内病毒无作用，可能会因免疫病理加重疾病。

(3) 狂犬病病程短，自然感染获得的免疫力在疾病康复上难以发挥作用。

五、微生物学诊断

(1) 临床表现加病史比较容易做出诊断。

(2) 观察咬人的动物 7～10 天，如观察期间动物发病，取动物脑部海马回查病毒抗原或内基小体。

(3) 用免疫荧光、酶联免疫等技术可以对可疑患者的唾液、分泌物、尿沉渣、角膜印片等标本中的病毒抗原以及血清中的相应抗体进行特异性检测，可用于狂犬病病毒感染的快速诊断及流行病学调查。

(4) 取可疑患者的唾液、脑脊液或死后脑组织混悬液等材料，接种易感动物进行狂犬病病毒的分离，然后用特异性中和试验进行鉴定和确诊，但阳性率低。

(5) 对于微生物学检查阴性的可疑患者，仍然需要早期接种狂犬病病毒疫苗，以预防狂犬病的发生。

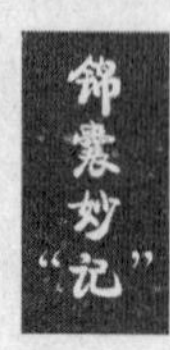

【狂犬病毒】

水风声光四怕齐，检查脑部内基体。
伤口消毒肥皂水，疫苗早用莫迟疑。

六、防治原则

(1) 捕杀野犬,加强家犬管理,普及家犬疫苗接种。

(2) 高危人群(兽医、饲养员)注意个人防护。

(3) 人咬伤后应采取的措施

1) 处理伤口

- 用清水、3%~5%肥皂水或0.1%新洁尔灭充分清洗伤口。
- 严重咬伤者较深的伤口,应该对伤口深部进行灌流清洗,再用75%乙醇或碘酊涂擦消毒。

2) 接种狂犬病病毒疫苗

- 狂犬病病毒灭活疫苗(human diploid cell vaccine,HDCV)进行全程免疫。
- 分别于接种第0、3、7、14和28天进行肌肉(三角肌或大腿前侧肌肉)注射。

3) 被动免疫制剂使用:在伤口严重等特殊情况下,应联合使用人抗狂犬病免疫球蛋白(rabies immune globulin,RIG)或马抗狂犬病血清进行被动免疫(passive immunization)。

第二节 人乳头瘤病毒

(1) 属于乳多空病毒科(Papovaviridae)的乳头瘤病毒属(*Papillomavirus*)。

(2) 主要引起人类皮肤黏膜的增生性病变。

(3) 高危性HPV(16型、18型等)与子宫颈癌等恶性肿瘤的发生密切相关。

(4) 低危性HPV(6型、11型等)引起生殖器尖锐湿疣。

(5) 生物学特性

- 球形,直径52~55nm,20面体立体对称,无包膜。
- 基因组是超螺旋双链环状DNA,分为早期区(early region, ER)、晚期区(late region, LR)和非编码区(NCR)。
- 对皮肤和黏膜上皮细胞具有高亲嗜性。
- 增殖的病毒只能在皮肤上层的细胞核中查到,在基底层细胞内仅发现有低拷贝的病毒核酸。
- 早期基因位于棘细胞层,晚期基因表达(衣壳蛋白)被限定在上皮细胞的最上层。

(6) 致病性

1) 根据感染部位不同可分为嗜皮肤性和嗜黏膜性两大类。

2) 皮肤受紫外线或X射线等照射造成的很小损伤,以及其他理化因素造成的皮肤、黏膜损伤均可为HPV感染创造条件。

3) 传播途径

- 通过直接接触感染者的病变部位或间接接触被病毒污染的物品。
- 性接触传播。
- 垂直传播为分娩过程中经产道感染。

轻松一刻

【《史记》是什么】

儿子:“爸爸,《史记》是什么?”爸爸:“笨蛋,死记就是死记硬背,不会灵活掌握,懂吗!”

(7) 所致疾病

- 皮肤疣:寻常疣(瘊子)、跖疣、扁平疣。
- 尖锐湿疣,是一种性传播疾病。
- 子宫颈癌与其他恶性肿瘤。
- 子宫颈癌是女性第二大常见癌。
- 最相关的是 HPV 16 型和 HPV 18 型。

(8) 免疫性

- 细胞免疫为主。
- 中和抗体能力较弱。

(9) 微生物检查

- 组织细胞学检查。
- 核酸检测。
- 血清学试验。

(10) 治疗方法

- 局部涂药。
- 用激光、冷冻、电灼或手术等方法除去疣体。
- 由 L1 蛋白制备的 HPV 病毒样颗粒疫苗(human papillomavirus virus-like particle vaccine, HPV VLP vaccine)对子宫颈癌及生殖器疣有预防效果。

第三节　细小 DNA 病毒

(1) 是一类具有单股 DNA 基因组、形态最小的 DNA 病毒。

(2) 对人致病的细小 DNA 病毒

- 红病毒属(*Erythrovirus*)的 B19 病毒(human parvovirus B19, B19)。
- 博卡病毒属(*Bocavirus*)的人类博卡病毒(human Bocavirus,HBoV)。
- 依赖病毒属(*Dependovirus*)的腺病毒伴随病毒(Adeno-associated viruses, AAV)。

(3) 细小 DNA 病毒主要通过呼吸道和消化道黏膜及血液、胎盘感染与传播。

(4) B19 病毒对骨髓中分裂旺盛的红系前体细胞具有高度亲嗜性。

- 与人类的传染性红斑(erythema infectiosum)、镰状细胞贫血患者的一过性再生障碍危象(transit aplastic crisis)以及先天感染造成的自发性流产(spontaneous abortion)等有关。
- 感染孕妇后,可以通过胎盘侵袭胎儿,杀伤红细胞前体细胞,并引起胎儿严重贫血、流产或死亡。

(5) HBoV 是 2005 年瑞典学者首次在儿童呼吸道分泌物中发现的一种新型人类细小病毒,是婴幼儿急性下呼吸道感染的重要病原之一。

(6) AAV 有 1 ~ 6 个血清型,部分型别 AAV 可以引起人群的自然感染,并产生抗体,但确切的临床表现不明。

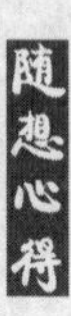

(7) 细小 DNA 病毒感染通常可以根据临床表现进行诊断。

(8) 确定诊断可以通过检测病毒 DNA 或特异性抗体进行。

(9) 尚无有效的疫苗和特异性治疗方法。

第四节 痘 病 毒

(1) 痘病毒科。

(2) 体积最大和结构最复杂的 DNA 病毒。

(3) 对人有致病性的是天花病毒和传染性软疣病毒。

(4) 所致疾病。

1) 天花

- 人群普遍易感,唯一传染源是患者。
- 通过呼吸道和直接接触传播。
- 引起高热、面部及全身皮肤出现水疱或脓疱等症状。
- WHO 于 1980 年 5 月正式宣布天花已在全世界灭绝。
- 由于计划免疫的终止而形成的人群无免疫状态,导致天花病毒成为潜在的生物武器而受到重视。

2) 人类猴痘:高热、局部淋巴结肿大和全身发生水疱和脓疱,并伴有出血倾向。

3) 牛痘

- 是牛痘病毒引起的挤奶工人等密切接触者的轻度皮肤水疱样改变,一般无严重的全身感染。
- 痘苗病毒(vaccinia virus)是一种牛痘病毒的毒力变异株,与天花病毒具有交叉免疫原性,主要用于天花的计划免疫。
- 预防接种后通常仅于接种部位引起轻微的皮肤反应,但是在免疫缺陷的易感人群中可能引起严重的进行性牛痘(progressive vaccinia)、疫苗接种后脑炎(post-vaccinal encephalitis)和扩散性种痘疹(generalized vaccinia rash)等疾患。

4) 传染性软疣

- 由传染性软疣病毒引起的皮肤白色的疣状物。
- 主要通过皮肤接触传播,人是其唯一的感染宿主,儿童多见。
- 该病毒也可以经过性接触传播,引起生殖器传染性软疣。
- 软疣可自行消退,不留瘢痕。

(5) 免疫接种痘苗病毒可以预防天花、人类猴痘的发生。

第五节 博尔纳病病毒

(1) 是副黏病毒科(Paramyxoviridae)博尔纳病病毒属(*Bornavirus*)的原型病毒。

(2) 病毒颗粒呈球形,有包膜。

(3) 核酸为非分节段、线性、单负链 RNA。

轻松一刻

【打赌】

甲:“我决定从今天起戒烟了。”乙:“不相信!”甲:“咱们可以打赌。”乙:“赌什么?”甲:“一包‘过滤嘴’!”

（4）转录和复制在细胞核内进行。

（5）BDV 具有非致细胞病变作用和高度的嗜神经性。

（6）主要通过密切接触引起感染。

（7）感染宿主范围广，可以引起几乎所有温血动物的持续性感染密切接触传播。

（8）具有嗜神经性，主要侵犯大脑边缘系统、海马等部位，形成持续性感染。

（9）与人类的某些精神疾病相关。

词汇速记

temperate[ˈtempərət] *adj.*　戒酒的，适度的；〈注〉temporary 临时的；〈记〉temperature 温度

test[test] *n.*　试验；〈注〉text 课文

transmission[trænzˈmiʃən] *n.*　传递；trans 横过〔例，translate 翻译〕+mis→mit 转，送〔例，remit 邮寄〕+sion 后缀

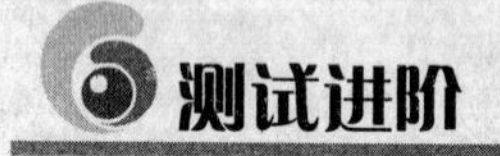

测试进阶

问答题

（1）试述狂犬病病毒的生物学特性。

（2）HPV 的致病性。

随想心得

第三十四章　朊　　粒

板书笔记

一、生物学性状

（1）prion（朊粒，又称朊病毒）

- 宿主细胞基因编码的构象异常的朊蛋白。
- 不含核酸，具有自我复制能力和传染性。
- 引起人和动物传染性海绵状脑病（TSEs）。

（2）prion 在电镜下呈纤维状或杆状，称羊瘙痒病相关纤维（SAF）。

（3）在某些 TSEs 的脑组织中 prion 可聚集形成光镜下可见的淀粉样蛋白斑块。

（4）prion 的本质：异常折叠的朊蛋白。

（5）朊蛋白（prion protein，PrP）

- 由宿主细胞 PrP 基因编码产生。
- 人类 PrP 基因（PRNP）位于第 20 号染色体。
- 小鼠 PrP 基因（Prnp）位于第 2 号染色体。

（6）PrP^{C} 与 PrP^{SC}（表 2-34-1）

- 细胞 PrP 基因编码产生细胞朊蛋白（cellular prion protein，PrP^{C}），PrP^{C} 以 α 螺旋为主，对蛋白酶 K 敏感，无致病性。
- 某些条件下，PrP^{C} 构象异常变化，形成具有致病作用的羊瘙痒病朊蛋白（scrapie prion protein，PrP^{SC}），PrP^{SC} 以 β 折叠为主，对蛋白酶 K 有抗性，具有致病性与传染性。

表 2-34-1　PrP^{C} 与 PrP^{SC} 的主要区别

	Prp^{C}	prp^{SC}
分子构象	α-螺旋占 42%，β-折叠仅占 3%	β-折叠占 43%，α-螺旋占 30%
蛋白酶 K 的消化		抗性
在非变性去污剂敏感中	可溶	不可溶
存在部位	正常及感染动物	感染动物
致病性	无	有致病性与传染性

- PrP^{C} 与 PrP^{SC} 由同一染色体基因编码，两者的氨基酸序列完全一致，根本的差别在于它们空间构象上的差异。

轻松一刻

【游泳】

“你怎么总是空着肚子去游泳？”

“这样沉不下去，有浮力。”

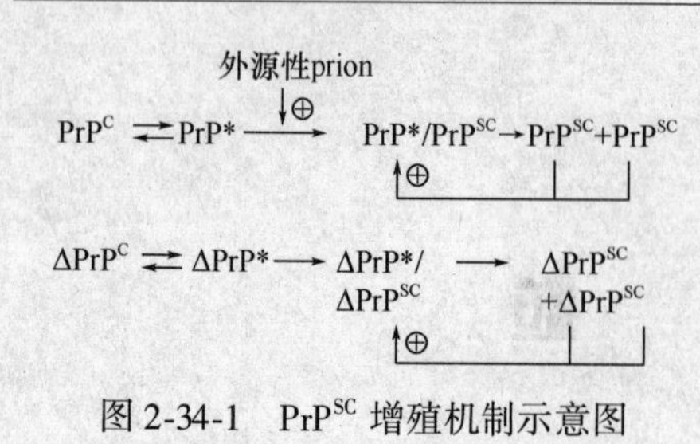

图 2-34-1　PrP^{SC} 增殖机制示意图

ΔPrP^{C}. 突变的 PrP^{SC}

(7) 促使 PrP^{C} 转变为 PrP^{SC} 的原因

• 外源性 prion 侵入,与体内 PrP^{C} 结合催化其转变为 PrP^{SC},见于传染性 prion 病。

• 体内 PrP 基因突变,突变的 PrP^{C}(Δ PrP^{C})结构失稳转变为 PrP^{SC},见于遗传性 prion 病。

• PrP^{C} 自发异常折叠形成 PrP^{SC},这种情况很少,可见于散发性 prion 病。

• 模板学说见图 2-34-1。

(8) 抵抗力

• prion 对理化因素有很强的抵抗力。

• 抵抗蛋白酶 K 的消化作用。

• 标准的高压蒸汽灭菌(121. 3℃,20 分钟)不能破坏 prion,需高压蒸汽灭菌 134℃,≥2 小时,才能使其失去传染性。

• 对辐射、紫外线、及常用消毒剂有很强的抗性。

二、致　病　性

1. prion 病　人和动物慢性退行性、致死性中枢神经系统疾病,即传染性海绵状脑病(TSEs)。

2. prion 病的共同特点

• 潜伏期很长(数年至数十年)。

• 一旦发病呈进行性发展最终导致死亡。

• 脑组织变性坏死(无炎症反应)。

• 不能诱导感染宿主产生免疫反应。

• 具有传染性。

3. 人和动物的 prion 病　见表 2-34-2。

表 2-34-2　人和动物的 prion 病

人类 prion 病	动物 prion 病
库鲁病(kuru disease)	羊瘙痒病(scrapie of sheep and goat)
克-雅病(creutzfeld-Jakob disease,CJD)	水貂传染性脑病(transmissible mink encephalopathy,TME)
格斯特曼综合征(Grestmann-Straussler syndrome,GSS)	鹿慢性消瘦症(chronic wasting disease of deer,CWD)
致死性家族失眠征(fatal familial insomnia,FFI)	牛海绵状脑病(bovine spongiform encephalopathy,BSE)
变异型克-雅病(variant CJD,v-CJD)	猫海绵状脑病(feline spongiform encephalopathy,FSE)

4. 人类 prion 病

(1) 库鲁病:通过食尸的宗教仪式而感染,已杜绝。

(2) 克-雅病(CJD)

• 散发性 CJD:较常见,病因不明。

- 家族性 CJD:与遗传有关(PrP 基因突变)。
- 医源性 CJD:prion 污染临床诊疗过程导致个体间传染。

(3) 变异型克-雅病(v-CJD):源于疯牛病的 prion 感染人体。

(4) GSS 和 FFI:较罕见,与遗传有关(PrP 基因突变)。

5. 疯牛病相关的 v-CJD

(1) 与病牛接触或进食病牛肉是人类 v-CJD 最主要的发病原因。

(2) v-CJD 病人大脑组织切片:海绵状病变+淀粉样蛋白沉淀。

(3) 病原学确诊——检测致病因子 PrP^{SC}

- 免疫组化:确诊的方法。标本需先处理以破坏 PrP^{C},然后再用 PrP 单抗染色,可在组织切片中直接显示 PrP^{SC}。
- Western blot:确诊的方法。将脑组织样本匀浆、处理(破坏 PrP^{C})、电泳、转印至硝酸纤维膜,用 PrP 单抗检测 PrP^{SC}。

(4) ELISA :适用于大批量样品的筛查。

(5) 基因分析:协助诊断遗传性 prion 病。

(6) 蛋白质错误折叠循环扩增技术(PMCA):灵敏度高,用于检测血液等体液中 PrP^{SC}。

6. 防治原则

(1) 医源性 prion 病的预防

- 可疑患者的手术器械、血液、体液等污染物须彻底灭菌(1mol/L NaOH 处理 1 小时后,再高压灭菌 134℃,2 小时),彻底销毁含 prion 的动物尸体、组织块或注射器等用品。
- 严禁退行性中枢神经系统疾病患者捐献组织器官。
- 医护人员及实验室人员应严格遵守安全操作规程。

(2) BSE 及 vCJD 的预防:禁止用动物骨肉粉作为饲料添加剂喂养牛羊等反刍动物。对从有 BSE 国家进口的牛或牛制品,必须严格地进行特殊检疫。

词汇速记

vaccine[ˈvæksiːn] *adj.* 疫苗;〈注〉vacant 空的

variation[ˌvɛəriˈeiʃən] *n.* 变化;vary 变化(动词)→变为名词;〈注〉very 很

virus[ˈvaiərəs] *n.* 病毒;viral 病毒的;virulent 剧毒的

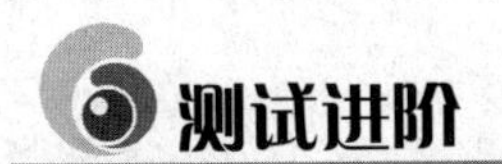

问答题

(1) Prion 的致病性和诊断。

(2) 疯牛病的特点和治疗。

轻松一刻

【外科病和内科病】

儿科病房里的两个病儿在谈论自己的住院经验。其中一个问:"你是外科病还是内科病?"

"我不知道?"

"我的意思是你来这里之前不舒服,还是到这里后他们使你不舒服的?"

第三篇　真　菌　学

第三十五章　真菌学总论

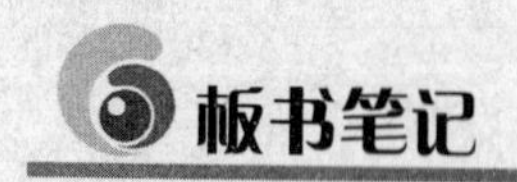

板书笔记

第一节　真菌的生物学性状

一、概　　况

(1) 真核细胞型微生物。

(2) 组成:核膜和核仁(细胞核),完整的细胞器(胞质),单细胞(少数)或多细胞(多数)。

(3) 生存方式:腐生或寄生。

(4) 繁殖方式:有性或无性。

(5) 分布广泛、种类繁多。

(6) 多数有益,少数有害:医学(病原)真菌 400 种,常见的有 50 ~ 100 种。

(7) 目前真菌病呈明显上升趋势

- 抗生素、抗肿瘤药物、免疫抑制剂等的滥用。
- 器官移植、介入性治疗等新型技术的开展。
- 艾滋病、糖尿病、恶性肿瘤等疾病造成宿主免疫功能低下。

(8) 传统分类:见图 3-35-1。

(9) 最新分类:见图 3-35-2。

- 真菌界
  - 真菌门
    - 鞭毛菌亚门(Mastigomycotina)
    - 接合菌亚门(Zygomycotina)
    - 子囊菌亚门(Ascomycotina)
    - 担子菌亚门(Basidiomycotina)
    - 半知菌亚门(Deutemycotina or Imperfect fungi)
  - 黏菌门

图 3-35-1　真菌界的传统分类

- 真菌界
  - 接合菌门(Zygomycota)
  - 担子菌门(Basidomycota)
  - 子囊菌门(Ascomycota)
  - 壶菌门(Chytridiomycota)

图 3-35-2　真菌界的最新分类

随想心得

二、生物学特性

1. 形态　多种多样。

2. 单细胞真菌

- 圆形或椭圆形。
- 酵母型真菌：无菌丝，母细胞以芽生方式繁殖，菌落与细菌的菌落相似。
- 类酵母型真菌：母细胞以芽生方式繁殖，出芽产生的芽生孢子持续延长，但不断裂、不与母细胞脱离，产生相互连接成藕节状较长的细胞链，可伸入培养基内，称假菌丝（pseudohypha）。

3. 多细胞真菌

- 基本结构：菌丝和孢子。
- 菌丝（hypha）：孢子生出嫩芽，称为芽管，管逐渐延长呈丝状，称为菌丝。
- 孢子（spore）：真菌的生殖结构，由生殖菌丝产生。

4. 菌丝体（mycelium）

- 菌丝交织成团。
- 根据功能不同分为：营养菌丝（vegetative mycelium）、气生菌丝（aerial mycelium）、生殖菌丝（reproductive mycelium）。
- 根据隔膜的消长分为：有隔菌丝（大部分病原性丝状菌）、无隔菌丝。
- 根据形态不同分为（鉴别和分类的依据）：单纯菌丝、球拍状菌丝、破梳状菌丝、螺旋状菌丝、结节状菌丝、鹿角状菌丝等。

5. 孢子

- 生殖结构，由生殖菌丝产生，是鉴定和分类的主要依据。
- 有性孢子：细胞间配合（质配和核配）后产生，绝大多数为非致病性真菌所具有。包括接合孢子、子囊孢子、担（子）孢子。
- 无性孢子：不经两性细胞配合而产生的孢子。病原性真菌大多数产生无性孢子。包括叶状孢子（芽生孢子、关节孢子、厚膜孢子）、分生孢子（大分生孢子、小分生孢子）、孢子囊孢子。

6. 真菌的繁殖与培养

（1）依靠孢子及菌丝进行繁殖。

（2）繁殖方式：无性繁殖——真菌的主要繁殖方式；有性繁殖。

（3）无性繁殖

- 芽生：母细胞发芽产生。常见于酵母型和类酵母型真菌。
- 裂殖：母细胞二分裂产生。如裂殖酵母。
- 芽管：萌发芽管，伸延形成菌丝。
- 隔殖：分生孢子梗形成一隔膜，原生质浓缩形成新孢子。

---

(4) 培养特性

- 培养基:营养要求不高,常用沙氏葡萄糖琼脂培养基(SDA)、马铃薯葡萄糖琼脂培养基(PDA)、察氏培养基(Czapek-Dox Agar)、脑心浸膏琼脂培养基(BHI)。
- 温度:37℃(酵母型和类酵母型真菌);25~28℃(丝状真菌)。
- 最适 pH:4.0~6.0。
- 生长速度:多数病原性真菌生长缓慢。
- SDA 培养基上,可形成 3 种类型菌落(表 3-35-1)。

表 3-35-1 SDA 培养基上形成的菌落

酵母型菌落(yeast type colony)	芽生孢子,无菌丝,如新生隐球菌
类酵母型菌落(酵母样菌落)(yeast-like type colony)	呈藕节状细胞链的假菌丝,如白假丝酵母
丝状型菌落(filamentous type colony)	菌落形态和颜色可作为鉴定、分类的参考依据

7. 变异性 形态、结构、及生理性状(毒力)等。

8. 抵抗力

- 对热抵抗性不强(孢子 60℃经 1 小时即杀灭)。
- 耐受:干燥、紫外线及多种化学药物等。
- 敏感:1%~3% 石炭酸、2.5% 碘酊及 10% 甲醛液。

第二节 真菌的致病性与免疫性

1. 真菌感染

- 真菌病(mycoses):由真菌引起的感染,并表现临床症状。
- 原发性感染:致病性真菌。
- 继发性感染:机会致病性真菌,机体免疫功能显著下降时发生。

2. 真菌性超敏反应

- 按性质分类:感染性超敏反应,感染,Ⅳ型;接触性超敏反应,吸入或食入,Ⅰ~Ⅳ型。
- 按部位分类:皮肤超敏反应、呼吸道超敏反应、消化道超敏反应。

3. 真菌毒素中毒

- 来源:真菌代谢产生毒素,存在于农作物、食物或饲料中。
- 表现:肝、肾、神经、造血系统等损伤;致癌(黄曲霉毒素等)。

4. 非特异性免疫

- 皮肤黏膜屏障作用。
- 正常菌群拮抗作用(白假丝酵母菌)。
- 吞噬作用。

5. 特异性免疫 细胞免疫、体液免疫。

随想心得

第三节　真菌的微生物学检查法

1. 标本的采集

- 浅部:鳞屑、病发或甲屑。
- 深部:痰、脓、血、尿、便、脑脊液、胸水及分泌物等。
- 注意:标本应足量、新鲜,严格无菌操作,资料应齐全。

2. 形态学检查

(1) 直接镜检:标本处理(10% KOH)。涂片染色(革兰染色、墨汁染色)。

(2) 分离培养

- 含抗生素和放线菌酮的 SDA、PDA。
- 酵母型和类酵母型真菌: 37℃,革兰染色。
- 丝状真菌:25℃,乳酸酚棉兰染色。

(3) 血清学检查

- 检测:真菌抗原、代谢产物及机体产生的抗体。
- 抗原:1,3-β-D-葡聚糖(G 试验)、甘露聚糖(EIA 法或 FACE)、半乳甘露聚糖(GM 试验)、隐球菌荚膜多糖(乳胶凝聚试验)。
- 抗体:甘露聚糖抗体(凝胶对流电泳)、烯醇化酶抗体(凝集试验)、马尔尼菲青霉抗体(ELISA 法)。
- 代谢产物:D-阿拉伯糖醇(酶荧光法)、烯醇化酶(斑点印迹法或 DFA)。

(4) 核酸检测

- 核酸(G+C)mol% 测定。
- PCR 相关技术:巢氏 PCR、复合 PCR、荧光 PCR 等。
- DNA 指纹技术:RFLP、DGGE、SSCP 等。
- 核酸杂交:原位杂交、RDB、基因芯片技术等。
- DNA 特殊序列分析:ITS、LSU、TEF、线粒体 cyt b、CO Ⅰ 和 CO Ⅱ、β-微管蛋白等基因。

第四节　真菌感染的防治原则

1. 皮肤癣菌

- 注意清洁卫生,避免接触。
- 局部使用特比萘芬、酮康唑、咪康唑或克霉唑。

2. 深部真菌病

- 去除各种诱因,提高抵抗力。
- 常用氟康唑、伊曲康唑、伏立康唑、两性霉素 B、氟胞嘧啶、卡泊芬净、米卡芬净等。

3. 真菌性食物中毒　严禁食用发霉食品。

轻松一刻

【羞于启齿】

害羞的小李久久不敢向女朋友求婚。女朋友忍不住问他:

"小李,是不是有话对我说?"

小李吞吞吐吐地答道:"是,是的,我想问问你,你愿意死后葬在我家的祖坟吗?"

第三十六章　主要病原性真菌

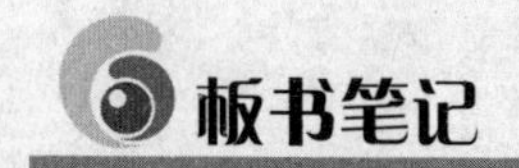

第一节　浅部感染真菌

一、浅部真菌

- 部位：寄生或腐生于角蛋白组织（表皮角质层、毛发、甲板）。
- 分类：皮肤癣菌、角层癣菌。
- 感染源：接触患者或患畜、接触染菌物体。
- 浅部感染真菌的比较见表 3-36-1。

表 3-36-1　浅部感染真菌的比较

	表皮癣菌属	毛癣菌属	小孢子菌属
致病菌种	絮状表皮癣菌	红色毛癣菌；石膏样毛癣菌（须毛癣菌）；断发毛癣菌	铁锈色小孢子菌；犬小孢子菌；石膏样小孢子菌
侵犯部位	侵犯表皮、甲板，不侵犯毛发	侵犯表皮、甲板，毛发	毛发，皮肤
疾病	体癣、足癣、手癣、股癣和甲癣	体癣、足癣、手癣、股癣、甲癣、发癣	头癣、体癣
形态学特征	大分生孢子：侧生或顶生，棍棒状，壁薄；小分生孢子：无	大分生孢子：细长、薄壁、棒状、两端钝圆；小分生孢子：侧生、散在，呈葡萄状	大分生孢子：厚壁，梭形；小分生孢子：卵圆形，侧枝末端

二、皮肤癣菌

皮肤癣菌引起手足癣最多见。皮肤癣菌的种类、侵犯部位及传染源见表 3-36-2。

表 3-36-2　皮肤癣菌的种类、侵犯部位及传染源

真菌种类	种数	感染部位			传染源	
		皮肤	毛发	甲板	人	动物
表皮癣菌属	1	+	−	+	絮状表皮癣菌	无
小孢子菌属	1	+	+	−	奥杜安小孢子菌	犬小孢子菌 石膏样小孢子菌
毛癣菌属	20	+	+	+	石膏样毛癣菌 红色毛癣菌	石膏样毛癣菌

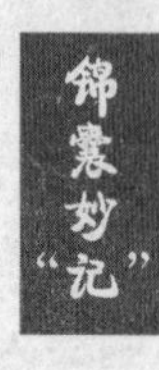

【皮肤丝状菌与中毒真菌】

皮肤丝菌引癣病，碱液透明查菌形。
真菌毒素耐高温，粮油污染诱癌症。

三、角层癣菌

(1) 寄生于皮肤角层或毛干表面。

(2) 引起角层型和毛发型病变。

(3) 主要病原菌:马拉色菌属(*Malassezia*)、何德毛结节菌(*Piedraia hortae*)、白吉利毛孢子菌(*Trichosporon beigelii*)、秕糠马拉色菌(*M. furfur*)、球形马拉色菌(*M. globosa*)、限制性马拉色菌(*M. restricta*)。

(4) 皮肤花斑癣(黄褐色)。短粗、分枝状有隔菌丝以及成丛状的酵母样细胞,具有嗜脂性(需加入橄榄油等)。

(5) 何德毛结节菌:毛发上硬的黑色结节(砂粒状)。棕色分隔菌丝和关节孢子,结节内有子囊及子囊孢子。

(6) 白吉利毛孢子菌:毛发周围白色小结节。芽生孢子、厚壁孢子及关节孢子。

第二节　皮下组织感染真菌

1. 孢子丝菌

- 申克孢子丝菌(*Sporothrix schenckii*)。
- 特点:腐生性、双相型。
- 培养:SDA(25℃),灰褐色皱膜状菌落;含胱氨酸血平板(37℃),芽生酵母型菌落。
- 形态:分隔菌丝,成群梨形小分生孢子。
- 感染途径:创伤皮肤接触染菌土壤或植物,也可经口或呼吸道侵入。
- 疾病:孢子丝菌性下疳(sporotrichotic chancre)。

2. 着色真菌

- 分布:土壤、植物中。
- 代表菌:裴氏丰萨卡菌、卡氏枝孢霉(*Cladosporium carrionii*)、疣状瓶霉(*Phialophora verrucosa*)、甄氏外瓶霉(*Exophiala jeanselmei*)、链格孢霉(*Alternaria alternata*)。
- 侵入途径:外伤。
- 感染部位:颜面、下肢、臀部等暴露部位。
- 疾病:着色真菌病(chromomycosis)表现为病损皮肤呈境界鲜明暗红或黑色区。
- 组织中:厚壁、圆形细胞。
- 生长速度:缓慢。
- 菌落:暗棕色。
- 菌丝:棕色,有隔。
- 分生孢子:棕色,圆形或椭圆形、侧生或顶生、树枝形、剑顶形、花瓶形等。
- 多态性,鉴定困难。

【转诊】

病人:“大夫,人们都说我饱时像只猫,饿时像条狼,您说能治吗?”

医生:“你最好还是到兽医院去看看。”

第三节 地方性流行真菌

1. 病原菌种类

- 荚膜组织胞浆菌(*Histoplasma capsulatum*)。
- 厌酷球孢子菌(*Coccidioides immites*)。
- 皮炎芽生菌(*Blastomyces dermatitides*)。
- 巴西副球孢子菌(*Paracoccidiodes brasiliensis*)。
- 马尔尼菲青霉(*Penicillium marneffei*)。

2. 特点

- 双相型真菌。
- 宿主体内或37℃培养时呈酵母型。
- 25℃培养时变为菌丝型。

3. 荚膜组织胞浆菌

- 培养:生长缓慢,棉絮样菌落(白色→黄色→褐色)。
- 镜检:酵母型细胞,有不着色荚膜样物质特殊的圆形大分生孢子,厚壁,四周有棘突,排列如齿轮,有诊断价值。
- 疾病:组织胞浆菌病,肉芽肿性病变;急性肺部感染;热带、亚热带和温带地区发病率较高,多发生在美国。

4. 厌酷球孢子菌

- 培养:生长迅速,棉絮样菌落(白色→棕黄色)。
- 镜检:较大的厚壁球孢子,内含许多内生孢子。
- 疾病:球孢子菌病,肉芽肿性病变。
- 急性呼吸器官原发性感染,以肺部感染最常见。
- 美国西南部的地方性流行病,南美洲也有发生。

5. 皮炎芽生菌

- 镜检:酵母型,每个细胞仅出1个芽。
- 疾病:皮炎芽生菌病,又称北美芽生菌病,以肺、皮肤及骨骼为主的慢性化脓性肉芽肿性病变,多流行于北美洲的美国和加拿大。

6. 巴西副球孢子菌

- 镜检:酵母型,每个细胞仅出多个芽。
- 疾病:巴西副球孢子菌病,又称南美(巴西)芽生菌病或副球孢子菌肉芽肿,侵犯黏膜、皮肤、肺及淋巴系统的慢性化脓性肉芽肿性疾病。主要流行于中南美洲,特别是多见于巴西、阿根廷、秘鲁及委内瑞拉,而中国尚未见报道。

7. 马尔尼菲青霉

- 菌落:绒毛状(淡黄色→棕红色),有皱褶,可产生玫瑰红色色素。

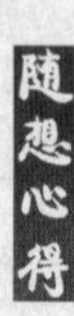

- 菌丝相：帚状枝分散，双轮生，稍不对称，瓶梗顶端变窄，分生孢子球形，链状排列。
- 酵母相：圆形或长方形关节孢子。
- 疾病：马尔尼菲青霉病
  - 广泛性、播散性感染。
  - 常累及肺、肝、皮肤、淋巴结等组织器官。
  - 好发于东南亚地区。
  - 多见于艾滋病患者。

第四节　机会致病性真菌

1. 深部真菌　侵犯表皮及其附属器以外的组织和器官；病原性真菌或机会致病性真菌。

2. 深部真菌感染发病率增加原因

- 抗生素。
- 皮质类固醇激素。
- 免疫抑制剂。
- 抗肿瘤药物。
- 器官移植。
- 介入性治疗。

3. 白假丝酵母（*Candida albicans*）　见表3-36-3。

- 假丝酵母属中10个种有致病性。
- 白假丝酵母是最常见的致病菌。
- 可引起皮肤、黏膜及内脏的急、慢性感染，即假丝酵母病（candidiasis）。
- 生物学特征
  - 形态：菌体圆形或卵圆形。
  - 方式繁殖：芽生。
  - 组织内：芽生孢子及假菌丝培养时为厚膜孢子（本菌特征之一）。
  - 菌落：类酵母型菌落。
  - 营养要求：不高。
- 致病性：条件致病菌，正常存在于口腔、上呼吸道、肠道与阴道黏膜，菌群失调或抵抗力降低时可患白假丝酵母菌病。
- 所致疾病：皮肤、黏膜感染，内脏感染，中枢神经系统感染。
- 直接镜检：圆形或卵形芽生孢子、假菌丝。
- 分离培养：SDA培养基见乳白色酵母样型菌落；镜下见假菌丝、成群的卵圆芽生孢子。
- 鉴别和鉴定：芽管形成试验、厚膜孢子形成试验、动物试验。

轻松一刻

【别瞎吹】

甲："老子是我国伟大的思想家。"

乙："别瞎吹，你还是谦虚点吧！"

表 3-36-3 四种病原性假丝酵母菌的鉴别要点

菌种	芽管形成实验	厚膜孢子形成试验	沙保弱肉汤培养基菌膜形成	糖发酵试验			
				葡萄糖	麦芽糖	蔗糖	乳糖
白假丝酵母(*C. albicans*)	+	+	−	+	+	+	−
热带假丝酵母(*C. tropicalis*)	−	±	+	+	+	+	−
近平滑假丝酵母(*C. parapsilokis*)	−	−	−	+	+	+	−
克柔假丝酵母(*C. krusei*)	−	−	+	+	−	−	−

4. 新型隐球菌

(1) 特点

- 分布:鸽粪;人类体表、口腔、粪便。
- 形态特征:圆形的酵母样细胞;外周有一层肥厚的胶质样荚膜。
- 繁殖方式:芽生,无假菌丝。
- 菌落:酵母型菌落。
- 荚膜多糖:A、B、C、D 四个血清型;临床分离株为 A、D 型。

(2) 致病性:隐球菌病(cryptococcosis)

- 感染:外源性(多数);内源性(少数)。
- 致病物质:荚膜多糖。
- 感染途径:呼吸道。
- 所致疾病:肺部感染。
- 播散感染:最易侵犯 CNS,预后不良。

(3) 微生物学检查法

- 直接镜检:墨汁涂片见圆形有折光性的菌体,外周有透明的肥厚荚膜。
- 分离培养 :培养用 SDA 培养基;菌落为酵母型菌落,细小菌落(乳白色→橘黄色→棕褐色;镜检见圆形或卵圆形菌体,无假菌丝。
- 其他检查法:尿素酶试验、胶乳凝集试验、荧光抗体。

5. 曲霉属(*Aspergillus*) 见表 3-36-4。

(1) 分布广泛

- 种类繁多。
- 属于条件致病菌。
- 主要条件致病菌:烟曲霉(*A. fumigatus*) 最常见,其他还有黄曲霉、黑曲霉、土曲霉、构巢曲霉(*A. nidulans*)。

(2) 生物学特征

- 菌丝:有隔,多细胞性,有分枝;足细胞(接触培养基的部分,厚壁而膨大)。
- 分生孢子梗:从足细胞直立生长。
- 顶囊:孢子梗顶端膨大,半球形或椭圆形。

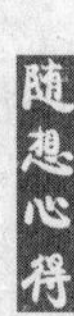

● 小梗：顶囊上，辐射状，一层或两层杆状。

● 分生孢子：小梗顶端，成串，球形，不同颜色。

● 分生孢子头：菊花样的头状结构。

● 菌落：绒毛状或絮状，菌种不同颜色不同。

表 3-36-4　五种致病性曲霉的比较

菌名	菌落	顶囊	小梗	孢子
烟曲霉	绿色或深绿色	烧瓶状	单层，顶囊上半部	球形，有小棘，绿色，成链排列
黄曲霉	黄色	球形或近球形	双层，第一层长，布满顶囊表面，放射状	球形或梨形，有小棘，成链排列
黑曲霉	黑色	球形或近球形	双层，第一层长，布满顶囊表面，放射状	球形，黑色，有小棘，成链排列
土曲霉	淡褐色或褐色	半球形	双层，第一层短，顶囊的 2/3，放射状	球形，小，表面平滑，成链排列
构巢曲霉	绿色或暗绿色	半球形	双层，第一层略长，顶囊的上半，放射状	球形，绿色，成链排列

（3）致病性

● 感染类型：直接感染、超敏反应、毒素中毒。

● 所致疾病：肺曲霉菌病 、全身性曲霉菌病、中毒与致癌。

6. 镰刀菌属

● 主要致病菌：茄病镰刀菌、尖孢镰刀菌、串珠镰刀菌。

● 所致疾病：浅部多为真菌性角膜炎，爪真菌病；深部多从鼻窦、呼吸道及皮肤入侵，感染肺、肝、脾、肾等其他器官。

● 生长速度：迅速。

● 菌落：菌落呈棉絮状，可产生浅黄、紫色、玫瑰红色等色素。

● 大分生孢子：两头尖，中央弯曲，呈镰刀形，有分隔，呈多细胞性。

● 小分生孢子：卵圆形或棒状，散在或假头状着生，多为单细胞性。

7. 毛霉属

● 接合菌亚门。

● 广泛存在。

● 条件致病菌，引起毛霉病（*mucormycosis*）。

● 培养特征：生长迅速。

● 镜下特征：菌丝为无隔，粗大，直角分枝；孢子囊为球形，孢子囊梗顶生，内有大量孢子囊孢子。

轻松一刻

【成功的秘诀】

成功的秘诀是什么？

“拼命吹！”风说。

“要能拍！”照相机说。

“要罩得住！”蚊帐说。

“无孔不入！”钉子说。

“口锋要锐利！”刀子说。

“出手要大！”手套说。

“要能伸能缩！”弹簧说。

“冷热不怕！”空调机说。

“随时转向！”风向标说。

- 致病性：引起脑膜炎，发病急，进展快，诊断困难。
- 镜检：宽大、不规则、分枝状的无隔菌丝。
- 组织 HE 染色：菌丝呈明显嗜苏木精染色。
- 培养后镜检：无隔菌丝、孢子囊及孢子囊孢子。

8. 肺孢子菌属（*Pneumocystis*）

- 分布：自然界及人和多种哺乳动物肺内。
- 常见菌：卡氏肺孢子菌（*P. carinii*）、伊氏肺孢子菌（*P. jiroveci*）。
- 特点：单细胞型，兼具原虫及酵母菌特点。
- 发育：滋养体（小滋养体，大滋养体）、囊前期、孢子囊。
- 致病性：机体免疫力下降时可引起肺孢子菌肺炎（pneumocystis pneumonia，PCP）、中耳炎、肝炎、结肠炎等。
- 微生物学检查
  - 镜检：革兰或亚甲蓝染色，若发现滋养体或孢子囊可确诊。
  - 血清学诊断：ELISA、IF、补体结合试验。
  - 分子生物学诊断：PCR 及 DNA 探针技术。

词汇速记

tuberculosis[tjuːbɜːkjʊˈləsis;] *n.* 肺结核；tubercul 结节+osis 状态

typhi 伤寒；typh 伤寒〔例，typhemia 伤寒血症〕

测试进阶

（一）名词解释

（1）dimorphic fungus

（2）sabouraud medium

（3）thrush

（4）mucormycosis

（二）问答题

（1）试述皮肤癣菌的三个属所致疾病的特点。

（2）引起皮下组织感染的真菌有哪些及其致病特点。

（3）论述念珠菌的生物学性状。

随想心得